Multiple Sklerose

Fortschritte der Neuropsychologie
Band 23

Multiple Sklerose

Dr. Sascha Hansen, Lena Wettinger, Dr. habil. Philipp Keune

Sascha Hansen
Lena Wettinger
Philipp Keune

Multiple Sklerose

hogrefe

Dr. Sascha Hansen, geb. 1984. 2004–2011 Studium der Psychologie in Kiel und Bern. Seit 2012 klinisch-therapeutische Tätigkeit als Neuropsychologe an der Klinik für Neurologie der Klinikum Bayreuth GmbH. Seit 2014 Wissenschaftlicher Mitarbeiter an der Klinik für Neurologie in Bayreuth. 2018 Promotion. Arbeitsschwerpunkte: Multiple Sklerose, Neurorehabilitation.

Lena Wettinger, geb. 1996. 2015-2019 Studium der Psychologie (B.Sc.) in Bamberg. Seit 2015 Stipendiatin des Max Weber-Programms Bayern. 2017-2019 Studentische Mitarbeiterin in der Neuropsychologie an der Klinik für Neurologie der Klinikum Bayreuth GmbH. Seit 2019 Masterstudium der Psychologie (M.Sc.) in Bamberg.

Dr. habil. Philipp Keune, geb. 1981. 2002–2008 Studium der Psychologie in Budapest und Bochum. 2008-2011 Wissenschaftlicher Mitarbeiter an der Universität Tübingen. 2011 Promotion. Seit 2011 Neuropsychologe und Wissenschaftlicher Mitarbeiter an der Klinik für Neurologie der Klinikum Bayreuth GmbH. 2020 Habilitation an der Universität Bamberg.

Bibliografische Information der Deutschen Nationalbibliothek
Die Deutsche Nationalbibliothek verzeichnet diese Publikation in der Deutschen Nationalbibliografie; detaillierte bibliografische Daten sind im Internet über http://dnb.dnb.de abrufbar.

Hogrefe Verlag GmbH & Co. KG
Merkelstraße 3
37085 Göttingen
Deutschland
Tel. +49 551 999 50 0
Fax +49 551 999 50 111
info@hogrefe.de
www.hogrefe.de

Satz: Sina-Franziska Mollenhauer, Hogrefe Verlag GmbH & Co. KG, Göttingen
Druck: mediaprint solutions GmbH, Paderborn
Printed in Germany
Auf säurefreiem Papier gedruckt

1. Auflage 2021

(E-Book-ISBN [PDF] 978-3-8409-2913-7; E-Book-ISBN [EPUB] 978-3-8444-2913-8)
ISBN 978-3-8017-2913-4
https://doi.org/10.1026/02913-000

Inhaltsverzeichnis

1 Beschreibung der Störung

1.1 Allgemeine Einleitung

Multiple Sklerose (MS) ist eine der häufigsten neurologischen Erkrankungen. Bei dieser chronischen Autoimmunerkrankung führen durch das körpereigene Immunsystem hervorgerufene Entzündungsprozesse im zentralen Nervensystem (ZNS), d.h. im Gehirn und Rückenmark, zu Funktionsausfällen unterschiedlicher Art und Ausprägung. Pathophysiologisch kommt es hierbei durch zentralnervöse autoinflammatorische Aktivität zur Schädigung der Myelinscheiden und Axone. Der Begriff MS beschreibt dabei, dass die Entzündungsaktivität mit resultierenden neuronalen Schäden an multiplen, also verteilten Stellen und wiederholt im ZNS vorliegt. Während zu Beginn der Erkrankung auftretende Funktionsausfälle meist reversibel sind, bzw. es zu Spontanremission kommt, entwickelt sich im Verlauf eine chronische Neurodegeneration mit bleibenden Störungen. Art und Ausprägung der Schädigungen sind dabei insgesamt unvorhersehbar und können mit motorischen, sensorischen und Störungen vegetativer Funktionen (zum Beispiel Blasenschwäche), der Balance und Koordination einhergehen. Darüber hinaus können sie auch zu diversen kognitiven Leistungseinbußen führen. Patientinnen[1] mit MS sind außerdem häufig von Zuständen starker Erschöpfung (Fatigue) und von depressiver Symptomatik betroffen.

Charakteristik der Erkrankung

Bei der Mehrheit der Patientinnen (ca. 85–90 %) tritt die Entzündungsaktivität schubweise auf, sodass sich entsprechende neurologische Ausfälle relativ plötzlich manifestieren, anschließend abklingen und sich wieder zurückbilden. Im Verlauf kommt es in der Regel jedoch dazu, dass zwischen abgrenzbaren Schüben eine Restsymptomatik erkennbar bleibt, deren Ausprägung längerfristig schleichend zunimmt. Bei einem kleineren Teil der Patientinnen (ca. 10–15 %) entwickeln sich neurologische Ausfälle von Beginn an schleichend, wobei keine eindeutigen Schübe inflammatorischer Aktivität abgegrenzt werden können.

1 Zugunsten einer besseren Lesbarkeit verwenden wir im Text in der Regel das generische Femininum. Diese Formulierungen umfassen gleichermaßen alle Geschlechter (m/w/d). Die verkürzte Sprachform hat nur redaktionelle Gründe und beinhaltet keine Wertung.

Aufgrund der Tatsache, dass sich bei der schubförmigen MS Funktionsdefizite gerade zu Beginn der Erkrankung vollständig spontan zurückbilden können, vergehen häufig mehrere Jahre, bis es zu einer Diagnosestellung kommt. Dieser Umstand stellt eine große Herausforderung für die Behandlung dar, da immunsuppressive Medikamente möglichst früh gegeben werden müssen, um effektiv sein zu können.

Chronischer Verlauf

Einleitend ist außerdem hervorzuheben, dass die Rückkehr einer Patientin zur normalen kognitiven bzw. körperlichen Leistungsfähigkeit nach einem Schub nicht unbedingt gleichbedeutend damit sein muss, dass sich auch die Aktivität des Immunsystems wieder im absoluten Normbereich bewegt. Vielmehr geht man nach aktuellem Kenntnisstand davon aus, dass Patientinnen mit MS eine chronisch atypische Immunaktivität aufweisen können, die von Zeit zu Zeit eine kritische Schwelle überschreitet und sich dann in Form von messbaren neurologischen Ausfällen (hierunter auch kognitive Defizite) manifestiert. Dieses Konzept eines Schwellenmodells spiegelt sich auch in aktuellen Netzwerktheorien kognitiver Störungen bei MS wider, wie in späteren Kapiteln ausgeführt wird. Aus der Tatsache, dass die Immunaktivität bei Menschen mit MS somit chronisch – wenn auch schwankend – atypisch erhöht ist, ergibt sich für medikamentöse Therapien außerdem, dass diese kontinuierlich angewandt werden müssen, um die autoreaktive Immunaktivität zu hemmen und den Prozess neuronaler Schädigung so lange wie möglich zu verzögern.

1.1.1 Definition der Störung, neurologische Diagnostik und klinisches Bild

Aktuelle diagnostische Vorgaben leiten sich aus den McDonald-Kriterien ab (McDonald et al., 2001; Polman et al., 2011; Thompson et al., 2018). Für die Diagnostik der MS werden sowohl anamnestische Informationen mit Hinweisen auf bereits stattgefundene Schübe und entsprechende neurologische Ausfälle als auch unterschiedliche objektive Parameter herangezogen. Ferner wird bei der Diagnostik berücksichtigt, ob eine zeitliche bzw. örtliche Dissemination gegeben ist, d.h. bereits mehrfach Entzündungsherde/Schübe vorgelegen haben (zeitliche Dissemination) und Läsionen mit unterschiedlicher Lokalisation im zentralen Nervensystem identifiziert werden können (örtliche Dissemination). Ein Schub ist in diesem Zusammenhang definiert als das erstmalige Auftreten oder die Reaktivierung von klinischen Ausfällen und Symptomen, die entweder subjektiv berichtet oder durch objektive Messverfahren festgestellt werden können. Dabei ist ein Schub im Rahmen der MS gegeben, wenn neurologische Symptome mindestens 24 Stunden andauern. Schübe werden mit der Vorgabe voneinander abgegrenzt, dass mindestens 30 Tage zwischen den einzelnen Episoden vergangen sind. Die diagnostischen Vorgaben nach McDonald-Kriterien werden in Tabelle 1 zusammengefasst.

Definition eines Schubes

Tabelle 1: D agnostikschema nach McDonald-Kriterien

Diagnose anhand der revidierten McDonald-Kriterien

Schübe	Läsionen	Weitere Kriterien, die für eine MS-Diagnose erforderlich wären
2 oder mehr	Nachweis von zwei oder mehr Läsionen oder Nachweis einer Läsion mit hinreichender Information über einen früheren Schub	Keine
2 oder mehr	Nachweis einer Läsion	*Örtliche Dissemination,* belegt durch: • Eine oder mehr T2 Läsionen* in mindestens zwei für MS typischen Regionen**, oder • Abwarten eines weiteren Schubes, der auf eine Läsion in einer anderen Region zurückzuführen ist
1	Nachweis von zwei oder mehr Läsionen	*Zeitliche Dissemination,* belegt durch: • gleichzeitiges Vorhandensein asymptomatischer Kontrastmittel aufnehmender*** und nicht aufnehmender Läsionen, oder • neue T2 und/oder Kontrastmittel aufnehmende Läsion bei nachfolgender MRT-Untersuchung, zeitunabhängig von der früheren Untersuchung, oder • Abwarten eines weiteren Schubes
1 (Klinisch isoliertes Syndrom, KIS)	Nachweis einer Läsion	*Örtliche Dissemination,* belegt durch: • Eine oder mehr T2 Läsionen in mindestens zwei für MS typischen Regionen**, oder • Abwarten eines weiteren Schubes, der auf eine Läsion in einer anderen Region zurückzuführen ist *und* • *Zeitliche Dissemination,* belegt durch: • gleichzeitiges Vorhandensein asymptomatischer Kontrastmittel aufnehmender und nicht aufnehmender Läsionen, oder • neue T2 und/oder Kontrastmittel aufnehmende Läsion bei nachfolgender MRT-Untersuchung, zeitunabhängig von der früheren Untersuchung, oder • Abwarten eines weiteren Schubes

Tabelle 1: Fortsetzung

Schübe	Läsionen	Weitere Kriterien, die für eine MS-Diagnose erforderlich wären
0 (schleichende Progression von Beginn an, PPMS)		• Prospektive oder retrospektive klinische Verschlechterung über ein Jahr *und* mindestens zwei der folgenden drei Kriterien: • Nachweis örtlicher Dissemination durch mindestens eine T2 Läsion in einer für MS typischen Region • Nachweis örtlicher Dissemination durch mindestens zwei T2 Läsionen im Rückenmark • oder positiver Liquorbefund (Nachweis oligoklonaler Banden, erhöhter IgG-Index)

Anmerkungen: IgG: Immunglobulin Gamma; PPMS: primär chronisch progrediente MS; *Läsionen in einer T2-gewichteten MRT-Aufnahme erscheinen in Form einer hohen Signalintensität typischerweise als ovale oder elliptische helle Flecken; **Nach McDonald-Kriterien relevante Regionen: periventrikulär, juxtakortikal, infratentoriell, Rückenmark; ***Über das intravenös verabreichte Kontrastmittel Gadolinium können aktive Entzündungen identifiziert werden.

Aufgrund der Tatsache, dass die Läsionslast im ZNS unvorhersehbar und unsystematisch auftritt, gibt es bei MS keine eindeutig definierenden, spezifischen Symptome. Auffälligkeiten in MRT-Untersuchungen können bei ca. 95 % der Patientinnen festgestellt werden, gehen jedoch nicht immer mit dem Auftreten von Symptomen einher (Compston & Coles, 2008). Dennoch können Symptomgruppen unterschiedlichen Regionen im ZNS heuristisch zugewiesen werden (siehe Tabelle 2).

Motorische Beeinträchtigungen

Kognitive Defizite sind bei ca. 60 % der Patientinnen nachweisbar und werden in den Kapiteln 4 und 5 detailliert behandelt. Abgesehen von kognitiven Einschränkungen zählen motorische Auffälligkeiten sowie Sensibilitätsstörungen zu den häufigsten initialen Symptomen. Negative Auswirkungen der Erkrankung auf die Gehfähigkeit können bereits sehr früh erkennbar sein und werden besonders deutlich, wenn Patientinnen versuchen schnell zu gehen (Brück & Stadelmann-Nessler, 2006; Comber, Galvin & Coote, 2017). Im Verlauf kann es zu einer Verkürzung der Gehstrecke kommen und motorische Fatigue-Symptomatik erkennbar werden.

Motorische Fatigue

Letztere manifestiert sich neben einer verkürzten Gehstrecke in einer während des Gehens zunehmenden Verlangsamung, für die ein Zusammenhang mit der subjektiven Erfahrung motorischer Fatigue bei Alltagsaktivitäten berichtet wurde (Burschka et al., 2012). Die Prävalenz von Fatigue wird auf bis zu 83 % geschätzt (Giovannoni, 2006; Kluger, Krupp & Enoka, 2013). Der Begriff Fatigue beschreibt dabei im Allgemeinen das Gefühl von Ermüdung und Er-

Tabelle 2: Überblick betroffener Regionen und assoziierter Symptome

Betroffene Regionen des ZNS

Region	Betroffen	Manifestation
Großhirn	Kognition	Einschränkungen der Aufmerksamkeitsleistung, Informationsverarbeitungsgeschwindigkeit, Exekutivfunktionen, Arbeits-/Kurzzeitgedächtnisleistung, planerischer Fähigkeiten, Neugedächtnisleistung
	Motorik	Schwäche, Schwierigkeiten bei feinmotorischen Fertigkeiten, Hyper-/Hypotonus, Spastik
	Sensorik	Parästhesien (Sensibilitätsstörungen), Taubheitsgefühle, Schmerzen, Hitze- & Kältegefühle
	Affekt	Depressivität, verflachter Affekt, Euphorie
	(Epilepsie)	Selten, sekundär zu potenziellen neuronalen Schäden
Sehnerv	Sehvermögen	Unscharf oder verschwommen Sehen, Gesichtsfeldausfälle
Kleinhirn	Koordination, Balance	Posturaler & Aktionstremor, Defizite im Balancevermögen, Gangataxie, Dysarthrie
Hirnstamm	Schlucken, Balance, Sehvermögen	Schluckstörungen, Schwindel, Diplopie (Doppelbilder), Nystagmus, Dysarthrie
Rückenmark	Autonome Funktionen, Motorik	Blasen- & Verdauungsstörungen, sexuelle Funktionsstörungen, Schwäche, Spastik

Anmerkung. Basierend auf Compston und Coles (2008)

schöpfung, die Wahrnehmung eines Ungleichgewichts zwischen erwarteter Anstrengung und tatsächlicher Leistung oder generell ein zunehmendes Empfinden von Anstrengung (Rudroff, Kindred & Ketelhut, 2016).

Erhöhte kortikale Aktivierung als mögliche Kompensation motorischer Beeinträchtigungen

Auch Einschränkungen im Bereich der Feinmotorik können beobachtet werden. Es wurde gezeigt, dass bei Patientinnen mit motorischen Defiziten eine atypische Aktivierung in motorischen kortikalen Arealen vorliegt. Ein scheinbar paradoxer Befund in funktionellen MRT-Untersuchungen ist dabei, dass Patientinnen mit eingeschränkter motorischer Leistungsfähigkeit relativ zu gesunden Vergleichspersonen eine erhöhte kortikale Aktivierung zeigen können. Diese erhöhte kortikale Aktivierung wurde als kompensatorischer Mechanismus interpretiert (Pantano et al., 2005; Pantano, Mainero & Caramia, 2006). Auch ein erhöhter Bedarf kognitiver Kontrollprozesse für motorische

Aufgaben konnte nachgewiesen werden (Colorado, Shukla, Zhou, Wolinsky & Narayana, 2012) und stellt eine mögliche Erklärung für das Auftreten von Fatigue-Symptomatik dar. Beim Fortschreiten der Erkrankung kommt es häufig zum Auftreten von Spastik, die unter anderem mit einer Beeinträchtigung der funktionalen Integrität des kortikospinalen Traktes in Zusammenhang steht (Hofstadt-van Oy, Keune, Muenssinger, Hagenburger & Oschmann, 2015; Patejdl & Zettl, 2017).

Sensibilitäts- und Sehstörungen

Sensibilitätsstörungen sind bei ca. der Hälfte der Patientinnen erkennbar und können sowohl durch Parästhesien als auch durch eine atypische Oberflächensensibilität und Schmerzen charakterisiert sein (Brück & Stadelmann-Nessler, 2006; Rae-Grant, Eckert, Bartz & Reed, 1999). Entzündungen des Sehnervs (Optikusneuritis) sind ebenfalls häufig und können zum Beispiel mit verschwommenem/unscharfem Sehen und einer Einschränkung des Visus einhergehen. Darüber hinaus können Patientinnen auch von Doppelbildern berichten, wenn es zu Störungen der Okulomotorik kommt. Auch das Auftreten eines Nystagmus, d.h. unwillkürlicher, rhythmischer Bewegungen der Augen, kann ein Symptom sein (Graham & Klistorner, 2017). Auffälligkeiten im Bereich des Sehvermögens spielen gerade bei der Erstdiagnose von MS eine wichtige Rolle. Aufgrund der Salienz dieser Defizite und der deutlichen Auswirkungen auf den Alltag von Patientinnen führen sie häufig dazu, dass Spezialistinnen aufgesucht werden und so ein entsprechender diagnostischer Prozess eingeleitet werden kann.

Bedeutung einer ausführlichen Anamnese

Die aktuellen Leitlinien zur Diagnostik und Therapie der MS liefern einen orientierenden Standard für entsprechende Untersuchungen (Deutsche Gesellschaft für Neurologie, 2012; Gold, Wiendl & Hemmer, 2014). Bei Verdacht auf MS gilt demnach grundsätzlich die Empfehlung, ggf. in der weiter zurückliegenden Vergangenheit aufgetretene Ereignisse, die von potenzieller Relevanz für die MS sein könnten, zu explorieren. Diese Vorgabe erscheint plausibel, da die Möglichkeit besteht, dass gerade frühe Symptome, die noch nicht zum Aufsuchen einer Neurologin geführt haben, verkannt wurden. Ferner gilt die Empfehlung, möglicherweise schon bekannte Autoimmunerkrankungen in der Familie zu explorieren und weitere potenzielle Auffälligkeiten im Alltag zu erheben, hierunter auch solche, die als „versteckte Symptome“ bezeichnet werden können, so zum Beispiel Fatigue-Symptomatik, kognitive Auffälligkeiten und Hinweise auf depressive Symptome. Außerdem wird empfohlen, weitere Symptome, die möglicherweise bis zu diesem Zeitpunkt nicht thematisiert wurden, zum Beispiel im Bereich der Sexualfunktion, zu explorieren.

Das Wichtigste auf einen Blick

Die Diagnose einer MS erfolgt auf der Grundlage der McDonald-Kriterien, wonach eine zeitliche sowie örtliche Dissemination nachgewiesen werden muss. Das heißt, dass in der Regel schon mehrfach Entzündungsherde bzw. Schübe aufgetreten sind und sich Läsionen im ZNS an unterschiedlichen Orten lokalisieren lassen. In Abhängigkeit davon, welche Funktionsbereiche des zentralen Nervensystems von entzündlichen Prozessen betroffen sind, lassen sich unterschiedliche motorische, sensorische und auch vegetative Symptome beobachten. Häufig treten beispielsweise Koordinationsstörungen, Gangunsicherheit, Hyp- und Parästhesien, spastische Paresen, Visusminderungen, Doppelbilder, Dysarthrie sowie Blasen- und Sexualfunktionsstörungen auf. Ebenso zählen kognitive Beeinträchtigungen sowie Fatigue zu häufigen MS-bedingten Phänomenen.

Differenzialdiagnostik und Verlaufsbeobachtung

Beurteilung des Schweregrads anhand der EDSS

Eine standardisierte klinisch-neurologische Untersuchung und Quantifizierung erfolgt anhand der Expanded Disability Status Scale (EDSS; Kurtzke, 1983; siehe Tabelle 3). Der EDSS-Wert und dessen Entwicklung im Krankheitsverlauf werden auch als Indikator für Therapieentscheidungen herangezogen. Obwohl die EDSS-Skala aufgrund der Tatsache, dass sie mit einem besonderen Fokus auf die Gehfähigkeit konzipiert wurde, teilweise kritisiert wird, repräsentiert sie dennoch einen internationalen Standard zur Schweregradbestimmung und für Verlaufsuntersuchungen (Meyer-Moock, Feng, Maeurer, Dippel & Kohlmann, 2014). Mit dem Instrument werden folgende funktionelle Systeme bewertet: Pyramidenbahn, Kleinhirn, Hirnstamm, Sensorium, Blasen- & Mastdarmfunktionen, Sehfunktionen, cerebrale/mentale und andere Funktionen (Grad 0: normale Funktion, Grad 1–6: gradiert von leichten bis schweren Symptomen). Der daraus gebildete Gesamtwert der EDSS-Skala reicht von 0–10, wobei Patientinnen mit Werten von 0–3.5 uneingeschränkt gehfähig sind, und ab dem Wert 4 Auffälligkeiten beim Gehvermögen zunehmen.

Tabelle 3: Bewertung durch die Expanded Disability Status Scale (EDSS)

0	Normale neurologische Untersuchung (alle funktionellen Systeme (FS) Grad 0)
1	Keine Behinderung, minimale Hinweise auf Auffälligkeiten in einem FS (d.h. Grad 1)
1.5	Keine Behinderung, minimale Hinweise in mehr als einem FS (mehr als ein FS Grad 1)
2.0	Minimale Behinderung in einem FS (ein FS Grad 2, andere Grad 0 oder 1)
2.5	Minimale Behinderung in zwei FS (zwei FS Grad 2, andere Grad 0 oder 1)
3.0	Moderate Behinderung in einem FS (ein FS Grad 3, andere 0 oder 1), oder leichte Behinderung in drei oder vier Funktionssystemen (drei/vier FS Grad 2, andere 0 oder 1, Gehfähigkeit uneingeschränkt)

Tabelle 3: Fortsetzung

3.5	Uneingeschränkte Gehfähigkeit, aber moderate Behinderung in einem FS (ein FS Grad 3) und ein oder zwei FS Grad 2; oder zwei FS Grad 3; oder fünf FS Grad 2 (andere 0 oder 1)
4.0	*Fähig, ohne Hilfe oder Ruhepause 500 m zu gehen;* gehfähig ohne Hilfe, selbstständig, für ca. 12 h pro Tag trotz relativ schwerer Behinderung mit einem FS Grad 4 (andere 0 oder 1)
4.5	*Fähig, ohne Hilfe oder Ruhepause 300 m zu gehen;* gehfähig ohne Hilfe, die meiste Zeit des Tages auf, fähig den gesamten Tag zu arbeiten, in anderen Bereichen ggf. Einschränkungen mit Bedarf an Unterstützung, relativ schwere Behinderung mit einem FS Grad 4 (andere 0 oder 1)
5.0	*Fähig, ohne Hilfe oder Ruhepause ca. 200 m zu gehen;* Behinderung ist ausgeprägt genug, um gesamte Alltagsaktivitäten zu beeinträchtigen (zum Beispiel ganztägig ohne besondere Vorkehrungen zu arbeiten). (Ein FS Grad 5, andere 0 oder 1; oder Kombinationen geringerer Grade, die die vorausgegangenen für EDSS Wert 4.0 übersteigen).
5.5	*Fähig, ohne Hilfe oder Ruhepause für ca. 100 m zu gehen;* Behinderung ist ausgeprägt genug, um gesamte Alltagsaktivitäten zu beeinträchtigen. (Ein FS Grad 5, andere 0 oder 1; oder Kombinationen geringerer Grade, die die vorausgegangenen für EDSS Wert 4.0 übersteigen).
6.0	Intermittierend oder einseitig dauerhaft wird eine *Gehhilfe benötigt* (Stock, Krücke, Schiene), um *mit oder ohne Ruhepause 100 m weit zu gehen* (mehr als zwei FS Grad 3+)
6.5	Konstant beidseitige *Gehhilfe benötigt* (Stock, Krücke, Schiene), um ca. *20 m ohne Ruhepause* zu gehen (mehr als zwei FS Grad 3+)
7.0	Nicht fähig, mehr als ca. *5 m zu gehen, selbst mit Gehhilfe,* grundsätzlich *auf den Rollstuhl angewiesen,* fährt selbst und macht Transfer selbstständig; sitzt ca. *12 h pro Tag im Rollstuhl* (mehr als ein FS Grad 4+)
7.5	Nicht fähig, mehr als *ein paar Schritte zu gehen, auf Rollstuhl beschränkt,* Transfer mit oder ohne Hilfe möglich, Rollstuhl kann selbst bedient werden, *jedoch nicht möglich, für den gesamten Tag im Rollstuhl zu sitzen,* ggf. wird elektrischer Rollstuhl benötigt (mehr als ein FS Grad 4+, selten FS Pyramidenbahn Grad 5)
8.0	*Weitgehend ans Bett oder Rollstuhl gebunden,* Funktionen zur Körperpflege weitestgehend erhalten, *effektives Nutzen der Arme noch möglich* (FS Grad 4+ in mehreren Systemen)
8.5	*Weitgehend ans Bett gebunden, längeres Sitzen im Stuhl nicht möglich* und häufiger im Bett, *weiterhin effektiver Nutzen eines oder beider Arme,* einige Funktionen der Körperpflege noch möglich (FS Grad 4+ in mehreren Systemen)
9.0	*Hilflos bettlägerig, aber fähig zu kommunizieren und zu essen,* Funktionen der Körperpflege und selbst Essen zu sich zu nehmen nicht mehr möglich (Fast alle FS Grade 4+)

Tabelle 3: Fortsetzung

9.5	*Vollkommen hilflos bettlägerig,* effektives Kommunizieren, Essen, Schlucken nicht möglich (alle FS Grade 4+)
10	*Tod durch MS;* akuter Tod durch Beteiligung des Hirnstamms oder Verlust der Fähigkeit zu atmen, oder Tod als Folge permanenter Bettlägerigkeit mit Pneumonie, Sepsis, Urämie, kardiorespiratorischem Versagen

Anmerkung: Basierend auf Kurtzke (1983)

Die Leitlinien empfehlen außerdem die Erhebung eines initialen neuropsychologischen Befundes zur Objektivierung potenzieller kognitiver Auffälligkeiten, der im Verlauf als Referenz herangezogen werden kann. Hierfür wurden in der Literatur mehrere standardisierte Testbatterien vorgeschlagen, die in späteren Kapiteln detailliert beschrieben werden (siehe Kapitel 4).

Multiple Sclerosis Functional Composite Scale (MSFC) zur Erfassung multipler Funktionsbereiche

Aufgrund der Tatsache, dass klinische Symptome in unterschiedlichen Funktionsbereichen auftreten können, sollte außerdem ein umfangreiches Verfahren implementiert werden, welches diese Funktionsbereiche adressieren kann. Die Leitlinien sehen in diesem Zusammenhang als internationalen Standard die Multiple Sclerosis Functional Composite Scale vor (MSFC; Cutter et al., 1999). Hiermit wird sowohl die Gehfähigkeit anhand eines Gehtests, bei dem eine Strecke von 7,6 m (25 Foot-Walk) so schnell wie möglich zurückgelegt werden soll, gemessen, als auch die Feinmotorik im Rahmen eines Steckbrett-Tests. Im MSFC wird außerdem bereits die kognitive Leistungsfähigkeit miteinbezogen und der Paced Auditory Serial Addition Test (PASAT; Gronwall, 1977; Rao, Leo, Haughton, St Aubin-Faubert & Bernardin, 1989) implementiert. Eine entsprechende Untersuchung wird nach der Diagnostik im Verlauf einmal pro Jahr empfohlen – eine Anforderung, die auch auf die wiederholte Durchführung neuropsychologischer Testungen übertragen werden kann.

Untersuchung evozierter Potenziale

Zusätzlich zu den genannten Untersuchungen ist für den diagnostischen Prozess eine urodynamische Untersuchung vorgesehen sowie die Messung evozierter Potenziale, d. h. somatosensibler evozierter Potenziale (SSEP), visuell evozierter Potenziale (VEP) und motorisch evozierter Potenziale (MEP). Letztere können im Rahmen der McDonald-Kriterien herangezogen werden, um die diagnostischen Kriterien der Dissemination zu ergänzen. Auch ist eine standardisierte magnetresonanztomographische (MRT) Untersuchung für die initiale Diagnostik und spätere Verlaufsbeobachtungen essenziell. Schließlich sollte eine Liquoruntersuchung zur Anwendung kommen, mit dem Ziel, das Vorhandensein intrathekaler oligoklonaler Banden zu bestimmen, die als Indikator für Entzündungsprozesse herangezogen werden können. Die Liquoruntersuchung ist außerdem differenzialdiagnostisch von großer Bedeu-

Bedeutung der Liquordiagnostik

tung, wenn es um die Abgrenzung von infektiösen Erkrankungen geht (zum Beispiel Borreliose oder eine HIV-Infektion). Differenzialdiagnostisch sind außerdem andere entzündliche Erkrankungen, bei denen es zu demyelinisierenden Prozessen kommen kann, auszuschließen. Eine Übersicht des diagnostischen Verlaufs bei Verdacht auf MS ist in Abbildung 1 dargestellt.

Diagnostischer Prozess

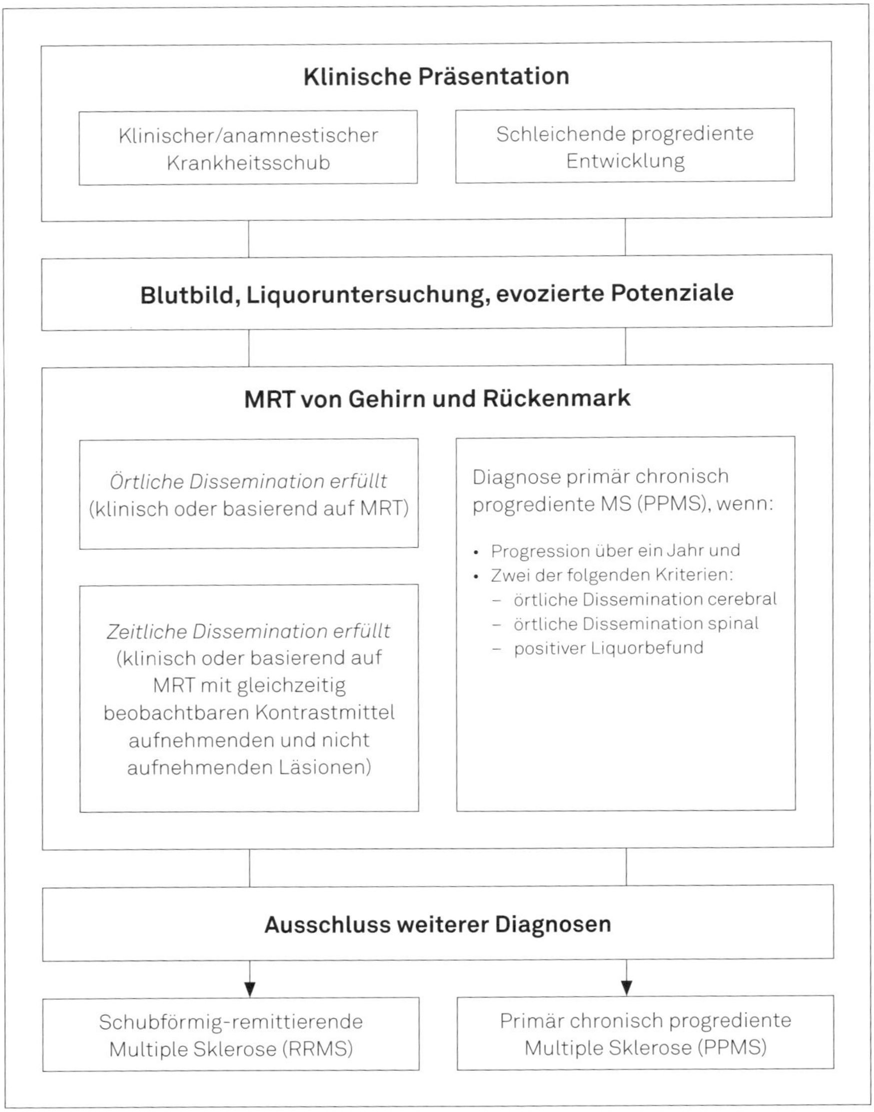

Abbildung 1: Verlauf des diagnostischen Prozesses bei Verdacht auf MS (basierend auf Klotz et al., 2011)

Das Wichtigste auf einen Blick

Eine Quantifizierung der MS-bedingten körperlichen Beeinträchtigungen kann über die Expanded Disability Status Scale (EDSS) erfolgen und dient unter anderem zur Verlaufskontrolle. Berücksichtigt werden dabei verschiedene funktionelle Systeme wie beispielsweise Pyramidenbahn, Kleinhirn, Blasen- & Mastdarmfunktionen oder Sehfunktionen. Die durch die Skala abgebildeten Werte reichen von 0 bis 10, wobei ab dem Wert 4 zunehmende Auffälligkeiten des Gehvermögens zu beobachten sind.

Im Rahmen des diagnostischen Prozesses wird zur Erfassung klinischer Symptome unterschiedlicher Funktionsbereiche als internationaler Standard die Multiple Sclerosis Functional Composite Scale (MSFC) eingesetzt, mit deren Hilfe die Gehstrecke, Feinmotorik sowie die kognitive Leistungsfähigkeit erfasst wird.

Hinsichtlich differenzialdiagnostischer Untersuchungen des Blutbilds, des Liquors und der evozierten Potentiale sowie der Diagnostik mittels Bildgebung sollten zur Erfassung etwaiger Schübe besonders anamnestische Informationen berücksichtigt werden.

1.2 Epidemiologische Daten

Multiple Sklerose als eine der häufigsten neurologischen Erkrankungen

Nach Schätzungen der Weltgesundheitsorganisation (WHO), basierend auf einer Erhebung in 112 Ländern, liegt der Median der globalen Prävalenz über die untersuchten geografischen Regionen hinweg bei 30/100.000 Fällen, mit einer Spannweite von 5–80/100.000 Fällen (WHO, 2008). Als solches stellt die MS eine der häufigsten neurologischen Erkrankungen dar und kann laut WHO in vielen Ländern als Hauptursache nicht traumatischer neurologischer Behinderung bei jungen Erwachsenen angesehen werden. Für die Ergebnisse dieser globalen Erhebung wird regionsspezifisch berichtet, dass der Median der geschätzten Prävalenz in Europa am höchsten ist (80/100.000), gefolgt vom östlichen Mittelmeerraum (14,9/100.000), Nord- und Südamerika (8,33/100.000) und deutlich niedrigeren Schätzungen für den west-pazifischen Raum (5/100.000) sowie Südostasien und Afrika (2,8/100.000 bzw. 0,3/100.000). Ferner ergab sich in dieser Erhebung ein Gefälle in Abhängigkeit zum Einkommen, sodass in Ländern mit hohem Einkommen die erfasste Prävalenz am höchsten war, hierarchisch gefolgt von Ländern mit hohen bis mittleren, mittleren und niedrigen Einkommen. Dies ist jedoch auch vor dem Hintergrund der methodischen Herausforderungen zu interpretieren, mit denen derartige Erhebungen einhergehen. So wird zum Beipiel darauf hingewiesen, dass nationale Register insgesamt in nur wenigen Ländern zur Verfügung stehen und die Vergleichbarkeit der erfassten Raten über Länder hinweg somit eingeschränkt erscheint. Letztere wird besonders ein-

Geografische Verteilung

geschränkt durch uneinheitliche diagnostische Kriterien und Methoden der Erhebung, unterschiedliche Populationsgrößen sowie Unterschiede bei demografischen Variablen und schließlich drastische Unterschiede in den Standards der medizinischen Versorgung. Dies ist auch dadurch ersichtlich, dass die erfasste Prävalenz in afrikanischen Ländern mit besserer medizinischer Infrastruktur erhöht war. Dementsprechend wurde suggeriert, dass geografische Variationen auch durch unterschiedliche Versorgungsstandards und damit variierender Effektivität bei der Diagnosestellung interpretiert werden müssen (Koch-Henriksen & Sørensen, 2010) .

Niedrigere Prävalenz in Äquatornähe

Nach weiteren länderspezifischen Schätzungen gehört Deutschland (149/100.000) nach Ungarn und Slowenien (176 bzw. 150/100.000) zu den europäischen Ländern mit der höchsten Prävalenz, international gefolgt von den USA und Kanada (135 bzw. 132.5/100.000; WHO, 2008). Der Median der globalen Inzidenz wurde auf 2,5/100.000 geschätzt (Spannweite: 1,1–4). Dem Muster der Prävalenzschätzung entsprechend ergab sich hier die höchste Inzidenz für Europa (3,8/100.000) mit einem ähnlichen Gefälle in Abhängigkeit von der Einkommensverteilung über die Länder hinweg. Schließlich legen die Ergebnisse der Untersuchung in Übereinstimmung mit entsprechenden Vorbefunden nahe, dass es beim Auftreten von MS geografische Muster gibt, sodass die Wahrscheinlichkeit des Auftretens in Ländern mit wachsender Distanz zum Äquator steigt.

Anstieg der Prävalenz von MS

Basierend auf einer Aktualisierung der Datenlage aus den Jahren 2012–2013, die durch die Multiple Sclerosis International Federation (MSIF) vorgelegt wurde, wird insgesamt auf einen Anstieg bei der geschätzten Gesamtzahl an Erkrankten hingewiesen (Browne et al., 2014). Demzufolge wird ein Anstieg von 2,1 Millionen im Jahr 2008 auf 2,3 Millionen im Jahr 2013 berichtet. Dieser wird von den Autorinnen durch global insgesamt höhere Überlebensraten, sowohl bei Patientinnen mit MS als auch in der allgemeinen Bevölkerung erklärt. Auch wird in Erwägung gezogen, dass Verbesserungen der medizinischen Infrastruktur sowie die Etablierung weiterer klinischer Register dazu beigetragen haben könnten. Die Datenlage insgesamt schien sich anhand neuer international publizierter epidemiologischer Studien verbessert zu haben.

Erkrankungshäufigkeit in Deutschland

Bezüglich der Prävalenz in Deutschland ist laut Petersen et al. (2014) davon auszugehen, dass diese tatsächlich deutlich höher liegt als bisher angenommen wurde. Die Autorinnen zogen für ihre Schätzung die Abrechnungsdaten der gesetzlichen Krankenversicherung heran, wobei sich eine Prävalenz von bis zu 289/100.000 gesetzlich Versicherten ergab (Kip, Zimmermann & Bleß, 2016; Petersen et al., 2014).

Geschlechterverteilung

MS betrifft Frauen häufiger als Männer und beim größten Teil der Patientinnen tritt die Krankheit zwischen dem 20. und 40. Lebensjahr auf. Bei globalen Schätzungen ergab sich hierbei ein Geschlechterverhältnis von 2:1 mit einem durchschnittlichen Krankheitsbeginn bei 29,2 Jahren (WHO, 2008). In anderen Untersuchungen wird das Geschlechterverhältnis speziell für die schubförmige MS auf 3:1 geschätzt (Deutsche Gesellschaft für Neurologie, 2012; Gold et al., 2014; Koch-Henriksen & Sørensen, 2010). Während einer Schwangerschaft sind Schubraten verringert, nach der Geburt kommt es jedoch zu einem erneuten Anstieg. Der Schwangerschaftsverlauf bleibt in der Regel unbeeinträchtigt. MS im Kindesalter ist selten, wobei die Erkrankung hier jedoch zunehmende Beachtung findet (Banwell, Ghezzi, Bar-Or, Mikaeloff & Tardieu, 2007; Waldman et al., 2014). Das Intervall zwischen Manifestation der Erstsymptomatik und der Diagnosestellung wird auf 3,4 Jahre geschätzt (Banwell et al., 2007; Deutsche Gesellschaft für Neurologie, 2012; Gold et al., 2014).

Das Wichtigste auf einen Blick

MS zählt weltweit zu den häufigsten neurologischen Erkrankungen des jungen Erwachsenenalters und gilt in vielen Ländern außerdem als die häufigste Ursache einer nicht traumatischen neurologischen Behinderung von jungen Erwachsenen. Das mittlere Erkrankungsalter liegt zwischen dem 20. und 40. Lebensjahr, wobei Frauen bis zu dreimal häufiger betroffen sind als Männer. Ebenso kann eine geografische Verteilung festgestellt werden, sodass das Erkrankungsrisiko mit zunehmender Entfernung vom Äquator steigt. Hohe Prävalenzraten werden vor allem für Europa, den östlichen Mittelmeerraum und Nord- sowie Südamerika geschätzt, wohingegen die Schätzungen für Südostasien und Afrika deutlich niedriger ausfallen. Insbesondere Deutschland gehört zu den europäischen Ländern mit den höchsten Prävalenzen. Von der Erstmanifestation einer Symptomatik bis zur tatsächlichen Diagnosestellung vergehen im Schnitt 3,4 Jahre.

1.3 Verlaufsformen und Prognose

Wie bereits erwähnt, weist MS unterschiedliche Verlaufsformen auf, deren Differenzierung wiederum von Relevanz für die Prognose und Art der Behandlung ist. Die unterschiedlichen Verlaufsformen sind in Abbildung 2 schematisch dargestellt. Eine grundlegende Differenzierung kann erfolgen zwischen der *schubförmigen MS* und der *primär chronisch progredienten MS*. Bei der schubförmigen MS kommt es zu abgrenzbaren Episoden von Entzündungsaktivität und neurologischen Ausfällen, wobei zwischen den Episoden keine schleichende Verschlechterung der Symptomatik beobachtet werden kann (Vergleich: Tabelle 1, Kapitel 1.1.1). Die durchschnittliche Schubrate wird zu Beginn der Erkrankung auf 1,8 Schübe pro Jahr geschätzt, sofern keine Behandlung erfolgt, und nimmt im Verlauf kontinuierlich ab (Deutsche Gesellschaft für Neurologie, 2012; Gold et al., 2014; Tremlett, Zhao, Joseph, De-

Schubförmiger Verlauf

vonshire & UBCMS Clinic Neurologists, 2008). Die schubförmige MS betrifft mit insgesamt 85–90 % den Großteil der Patientinnen. Hierbei wird unterschieden, ob es nach dem Auftreten von Schüben zu einer kompletten Rückbildung neurologischer Ausfälle kommt (relapsing remitting, RRMS, mit vollständiger Remission, Abbildung 2a), oder ob zwischen abgrenzbaren Schüben eine Restsymptomatik zurückbleibt (schubförmiger Verlauf ohne vollständige Remission, Abbildung 2b). Während der schubförmige Verlauf mit und ohne vollständige Remission zu Beginn der Erkrankung am häufigsten ist, entwickelt sich bei gut einem Drittel der betroffenen Patientinnen im Zeitraum von 10 bis 15 Jahren eine sekundär chronische Progredienz. Diese ist dadurch gekennzeichnet, dass nach der initialen Phase mit relativer Remission zwischen den Schüben (Abbildung 2a/2b) eine schleichende Verschlechterung einsetzt (Abbildung 2c/2d), die als sekundär chronisch progrediente MS (SPMS) bezeichnet wird. Schübe werden in dieser zweiten Phase der Erkrankung weniger häufig als zu Krankheitsbeginn und können ausbleiben (Abbildung 2c), jedoch auch noch aufgesetzt auf die progrediente Verschlechterung auftreten (Abbildung 2d). Im Falle des Auftretens von aufgesetzten Schüben bei chronischer Progredienz kann darüber hinaus differenziert werden, ob die Progredienz zwischen Schüben in ihrer Ausprägung insgesamt relativ stabil bleibt oder ob sie über mehrere Zyklen hinweg dynamisch zunimmt.

Sekundär chronisch progredienter Verlauf

Der RRMS und der sich daraus entwickelnden SPMS steht die *primär chronisch progrediente MS (PPMS)* gegenüber, bei der keine Schübe zu erkennen sind und das klinische Bild von Beginn an schleichend deterioriert. Die PPMS tritt mit einer Häufigkeit von 10–15 % deutlich seltener auf. Die Krankheitsaktivität tritt hierbei von Beginn an entweder kontinuierlich schleichend auf (Abbildung 2e) oder es kommt zu der Entwicklung von Phasen mit Stabilität und gegebenenfalls Verbesserung der Symptomatik (Abbildung 2f).

Primär chronisch progredienter Verlauf

Übergreifend wurden verschiedene Merkmale identifiziert, die für den Krankheitsverlauf prognostische Hinweise liefern können. Hierunter fallen sowohl demografische Variablen als auch Art und Ausprägung der Symptomatik bei Erstmanifestation. Ein Überblick über eher günstige (+) bzw. ungünstige (-) Prädiktoren für den Krankheitsverlauf ist in Tabelle 4 dargestellt. Insgesamt ist hierzu anzumerken, dass diese Prädiktoren lediglich von heuristischer Qualität sein können und den individuellen Krankheitsverlauf im Einzelfall nicht immer verlässlich voraussagen können.

Prognostische Faktoren

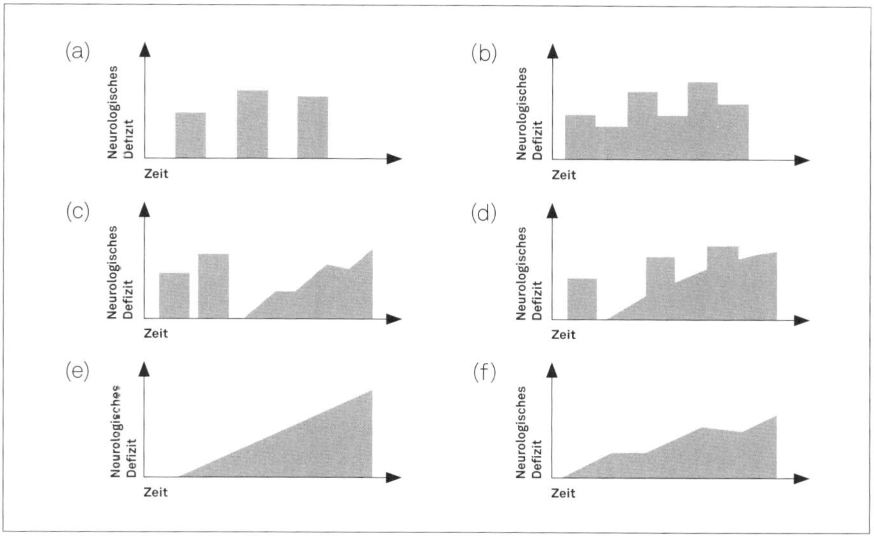

Anmerkungen: Schubförmige MS (RRMS) mit vollständiger Remission (a) und ohne vollständige Remission (b); sekundär chronisch progrediente MS (SPMS) ohne Schübe (c) und mit aufgesetzten Schüben (d); primär chronisch progrediente MS (PPMS) mit kontinuierlicher Verschlechterung (e) und Phasen der Stabilität (f)

Abbildung 2: Schematische Darstellung der Verlaufsformen der MS; dargestellt nach Flachenecker und Zettl (2006) sowie Lublin und Reingold (1996)

Tabelle 4: Prognostische Faktoren für den Krankheitsverlauf

Prognostischer Faktor	**günstig (+)/ ungünstig (–)**
Alter bei Erkrankungsbeginn < 35–40 Jahre	+
schubförmiger Verlauf	+
kurze Schubdauer	+
monosymptomatischer Beginn	+
vorrangig sensible Symptomatik bei unbeeinträchtigter Gehfähigkeit	+
lange Schübe	–
polysymptomatischer Beginn	–
frühe pyramidale und cerebelläre Symptomatik	–
frühe, hohe Läsionslast & pathologische MEP/SEP	–

Anmerkung: MEP/SEP: motorische/sensible evozierte Potenziale; basierend auf Informationen der Deutschen Gesellschaft für Neurologie (2012) sowie Gold, Wiendl und Hemmer (2014)

Das Wichtigste auf einen Blick

Insgesamt lassen sich grob drei Krankheitsverläufe unterscheiden. Bei 85–90 % der Patienteninnen mit MS ist zu Beginn der Erkrankung ein schubförmiger Verlauf zu beobachten. Die neurologischen Ausfallerscheinungen können sich nach dem Auftreten eines Schubes entweder vollständig zurückbilden (relapsing remitting multiple sclerosis; RRMS) oder aber als Restsymptomatik bestehen bleiben. Nach etwa 10–15 Jahren kann sich im Verlauf eine dauerhaft zunehmende Verschlechterung der Beschwerden einstellen, was als sekundär chronisch progrediente Verlaufsform (SPMS) bezeichnet wird. Die primär chronisch progrediente MS (PPMS) hingegen ist von Anfang an durch eine zunehmende Verschlechterung der Symptomatik gekennzeichnet.

Prognostische Merkmale für den Krankheitsverlauf sind lediglich heuristischer Art. Dabei erweisen sich beispielsweise ein junges Erkrankungsalter, ein schubförmiger Verlauf, eine kurze Schubdauer, ein monosymptomatischer Beginn der Erkrankung und eine überwiegend sensible Symptomatik bei erhaltener Gehfähigkeit als günstige Faktoren. Dem gegenüber werden eine lange Schubdauer, ein polysymptomatischer Beginn, frühe pyramidale und cerebelläre Ausfallerscheinungen sowie frühe hohe Läsionslast und pathologische evozierte Potenziale als eher ungünstige prognostische Faktoren gewertet.

2 Ätiologie

2.1 Umwelteinflüsse

Grundsätzlich ist davon auszugehen, dass an der Entstehung von MS sowohl Umwelt- als auch genetische Faktoren beteiligt sind. Es wurde bereits erwähnt, dass es Hinweise auf eine geografische Verteilung gibt, die dadurch gekennzeichnet ist, dass die Häufigkeit der MS mit größerer Entfernung vom Äquator steigt (Compston & Coles, 2008; WHO, 2008). Hinsichtlich moderierender Faktoren wurde in Studien außerdem berichtet, dass die geografische Häufigkeitsverteilung davon beeinflusst wird, ob Menschen ihre Kindheit in Gebieten mit einem relativ hohen Risiko für eine MS-Erkrankung verbracht haben oder in Gebieten mit niedrigerem Risiko (Compston & Coles, 2008). Letztere Autoren fassen in diesem Zusammenhang die Ergebnisse von Migrationsstudien zusammen, bei denen sich zeigte, dass die Umsiedlung von einem Gebiet mit relativ hohem Risiko in ein Gebiet mit relativ geringem Risiko mit einer geringen Wahrscheinlichkeit an MS zu erkranken einhergeht, wenn diese Umsiedlung in der Kindheit stattgefunden hat. Umgekehrt steigt

Altersabhängigkeit des geografischen Einflusses

die Wahrscheinlichkeit zu erkranken bei einer Umsiedlung von einem Gebiet mit relativ niedrigem Risiko in ein Gebiet mit erhöhtem Risiko. Laut Compston & Coles (2008) ergaben sich diese Ergebnisse im Rahmen früher Studien, in denen zum Beispiel das Erkrankungsrisiko von Menschen in Nordeuropa nach der Auswanderung nach Israel im Jugendalter untersucht wurde (Alter et al., 1962). Außerdem ergab sich bei der Untersuchung des Krankheitsrisikos von Südafrikanerinnen, dass dieses am höchsten bei aus Europa eingewanderten Einwohnerinnen war, gefolgt von Südafrikanerinnen, die aus bereits eingewanderten europäischen Familien stammten, wohingegen das Risiko bei nicht eingewanderten Südafrikanerinnen am niedrigsten war. Ferner zeigte sich, dass für Europäerinnen, die im Erwachsenenalter eingewandert waren, das Erkrankungsrisiko relativ zur europäischen Bevölkerung unverändert blieb, wohingegen es bei Europäerinnen, die bis zu ihrem 15. Lebensjahr eingewandert waren, geringer ausfiel (Dean & Kurtzke, 1971). Wirkmechanismen, die in der Literatur in diesem Zusammenhang diskutiert werden sind zum Beispiel der Kontakt mit Sonnenlicht und ein damit variierender Vitamin-D-Spiegel. Die Vitamin-D-Hypothese wurde ursprünglich als Erklärungsmodell für die Auffälligkeiten bei der geografischen Verteilung von MS formuliert, basierend auf der Annahme, dass mit größerer Entfernung vom Äquator die Exposition mit Sonnenlicht und damit die Vitamin-D-Synthese abnimmt. Insgesamt legen aktuelle Untersuchungen eine präventive Wirkung von Vitamin D nahe, wohingegen ein Einfluss auf die Krankheitsprogression durch Vitamin-D-Substitution nach dem Auftreten von MS weniger überzeugend erscheint (Ascherio, Munger & Simon, 2010; Tremlett, Zhu, Ascherio & Munger, 2018). Die Wirkmechanismen des potenziell präventiven Effektes erscheinen dabei insgesamt noch relativ unklar.

Vitamin D als protektiver Faktor

Einen weiteren möglichen Umweltfaktor von Relevanz für die Entstehung von MS könnten Infektionskrankheiten darstellen. Kompatibel mit einer Infektions- bzw. Hygienehypothese ist die Tatsache, dass das Risiko für eine MS-Erkrankung steigt, wenn Primärinfektionen mit zum Beispiel Masern oder Herpesviren relativ spät im Leben auftreten (Ascherio & Munger, 2010; Compston & Coles, 2008). So zeigte sich zum Beispiel, dass eine Infektion mit dem Epstein-Barr-Virus, die erst im jungen Erwachsenenalter stattfand, mit einem deutlich höheren Risiko für eine MS-Erkrankung einherging (Compston & Coles, 2008; Levin et al., 2005). Es ist jedoch auch anzumerken, dass bis zu 90 % der Allgemeinbevölkerung Antigene für das Epstein-Barr-Virus aufweist, sodass aufgrund dieser geringen Varianz ein eindeutiger Zusammenhang mit dem Erkrankungsrisiko schwer nachweisbar erscheint (Hardt, 2006).

Infektionskrankheiten beeinflussen das Risiko einer MS-Erkrankung

Ähnlich verhält es sich mit einem weiteren negativen Faktor, dem Rauchen. Rauchen geht mit einem erhöhten Risiko, an MS zu erkranken, einher. Metaanalysen schätzen das relative Erkrankungsrisiko in diesem Fall mit einem Faktor zwischen 1,24–1,48 ein (Handel et al., 2011; Hawkes, 2007). Während damit wiederholt gezeigt wurde, dass Rauchen mit einem höheren Erkran-

Rauchen als Risikofaktor

kungsrisiko einhergeht, ist eine Assoziation zwischen Rauchen und der Krankheitsprogression nicht überzeugend belegt. Ferner ist hervorzuheben, dass die beschriebenen Erhebungen lediglich Assoziationen aufzeigen können, während ein Ursache-Wirkungs-Zusammenhang nicht etabliert werden kann.

Das Wichtigste auf einen Blick

Als mögliche präventive Einflussfaktoren auf die Entstehung von MS werden die Exposition mit Sonnenlicht und die damit einhergehende Vitamin-D-Synthese diskutiert. Diese Annahmen gründen auf der geografischen Verteilung von MS und den Ergebnissen von Migrationsstudien. Diese zeigten Unterschiede, je nachdem ob die Kindheit in einem Gebiet mit einem hohen oder niedrigen Erkrankungsrisiko verbracht wurde. Ebenso gelten Infektionskrankheiten sowie Rauchen als weitere Risikofaktoren an MS zu erkranken.

2.2 Genetik

Heritabilität der MS

Für MS wurde wiederholt eine familiäre Häufung beobachtet, wobei die Erkrankungswahrscheinlichkeit in Abhängigkeit vom Grad der genetischen Kongruenz variiert. Für eine Übersicht zu diesem Thema wird auf Compston & Coles (2008) verwiesen, deren Zusammenfassung im Folgenden kompakt dargestellt wird. Für monozygote Zwillinge, bei denen ein Zwilling an MS erkrankt ist, liegt das Risiko für den anderen Zwilling, irgendwann im Leben ebenfalls an MS zu erkranken, im Mittel über verschiedene Studien hinweg bei ca. 30 %. Auch wenn Geschwister nicht wie im Fall von monozygoten Zwillingen 100 %, sondern 50 % der genetischen Varianz gemeinsam haben, ergibt sich bei zwei ebenfalls erkrankten Elternteilen auf die Lebenszeit eine Wahrscheinlichkeit von ca. 25 %, sowie im Fall eines ebenfalls erkrankten Elternteils eine Wahrscheinlichkeit von ca. 15 %. Neben den oben genannten Konstellationen mit sehr hohem Erkrankungsrisiko wurde für Verwandte ersten Grades eine Erkrankungswahrscheinlichkeit von 2–5 % berichtet. Demnach liegt die Wahrscheinlichkeit für Geschwister bei ca. 5 %, im Fall von Kindern eines erkrankten Elternteils bei 2 %. Insgesamt zeigen diese Ergebnisse eine deutliche familiäre Häufung der Erkrankungswahrscheinlichkeit auf, die eine entsprechende genetische Disposition widerspiegelt.

Aus Studien mit genetischen Markern ist ein Zusammenhang zwischen MS und dem Major Histocompatibility Complex (MHC) bekannt, einem Teil des menschlichen Genoms, der hauptsächlich auf Chromosom 6 lokalisiert ist und eine besonders wichtige Rolle für die Immunfunktion einnimmt (Zakharova, Belyanina, Sokolov, Kiselev & Mamedov, 2019). Gene des MHC sind für die Herstellung von Proteinen verantwortlich, die sich auf der Zellmembran befinden und die Präsentation von Antigenen an T-Zellen ermöglichen. Als solche stellen sie im Rahmen des menschlichen Leukozyten Antigens (HLA) ein Mittel für die Erkennung körpereigener Zellen und damit der Regulation des adaptiven Immunsystems dar.

Das Wichtigste auf einen Blick

In Heritabilitätsstudien lassen sich durchaus familiäre Häufungen von MS-Erkrankungen feststellen. Ausschlaggebend scheint hierbei wie auch bei anderen Erkrankungen der genetische Verwandtschaftsgrad zu sein. Von Relevanz für das Erkrankungsrisiko ist der Major Histocompatibility Complex (MHC) auf Chromosom 6, dem insbesondere für die Immunfunktion eine tragende Rolle zukommt.

3 Pathogenese, Pathophysiologie und neuropsychologische Störungstheorien

3.1 Pathogenese und Pathophysiologie

Der geneigten Leserin können zum komplexen Thema der Pathogenese und Pathophysiologie der MS diverse Arbeiten empfohlen werden (Brück & Stadelmann-Nessler, 2006; Compston & Coles, 2008; Lassmann, Brück & Lucchinetti, 2007), deren Inhalte in der hier vorliegenden Arbeit nur in sehr begrenzter Form wiedergegeben werden können. Als grundlegendes Merkmal der MS wurden die im Verlauf der Erkrankung auftretenden sklerotischen Plaques, die als Folge der inflammatorischen Aktivität und Demyelinisierung im ZNS entstehen, beschrieben (Brück & Stadelmann-Nessler, 2006). Obwohl es hier im Verlauf auch zu Remyelinisierung kommt, ist das Resultat dieser Prozesse die chronische Neurodegeneration. Der Entzündungsprozess wird dadurch eingeleitet, dass autoreaktive Lymphozyten die Blut-Hirn-Schranke passieren (Compston & Coles, 2008). In diesem Zusammenhang kommt es zum Ausfall einer wichtigen Überwachungsfunktion von regulatorischen Lymphozyten, die im Normalfall für die Ausschaltung autoreaktiver Zellen sorgen (Compston & Coles, 2008). Die Aktivität von T-Helferzellen (CD4+-Zellen) geht dabei unter anderem mit der Aufregulation diverser Zytokine sowie der Rekrutierung von Makrophagen einher, wobei insbesondere die Aufregulation von Zytokinen mit einer erhöhten Krankheitsaktivität as-

Sklerotische Plaques als Resultat von Inflammation und Demyelinisierung

Destruktive Aktivität des Immunsystems

soziiert ist (Brück & Stadelmann-Nessler, 2006; Rieckmann et al., 1995). Die resultierenden entzündlichen Infiltrate im ZNS bestehen zu einem großen Teil aus T-Lymphozyten, hierunter vor allem den zytotoxischen T-Lymphozyten (CD8+; früher auch als T-Killerzellen bezeichnet), sowie sekundär rekrutierten Makrophagen und Mikrogliazellen, die am Prozess der Entmarkung beteiligt sind (Brück & Stadelmann-Nessler, 2006; Lassmann et al., 2007). Zytotoxische T-Lymphozyten können außerdem Oligodendrozyten schädigen, die für die Myelinisierung von Axonen verantwortlich sind.

Durch Antikörper getriggerte Demyelinisierung

Neben dem beschriebenen Prozess, bei dem es durch zytotoxische T-Lymphozyten und Makrophagen zur Entmarkung kommt, besteht eine weitere Möglichkeit darin, dass Antikörper spezifisch für Myelin bzw. Oligodendrozyten am Entmarkungsprozess beteiligt sind (Brück & Stadelmann-Nessler, 2006; Compston & Coles, 2008). Folglich ist davon auszugehen, dass Pathogenese und Pathophysiologie über Patientinnen mit MS hinweg durchaus heterogen sind, obwohl allen die Entmarkung und Neurodegeneration im Verlauf gemein sind (Brück & Stadelmann-Nessler, 2006).

MRT-Korrelate der Entzündungsaktivität

Bezüglich der Läsionen wird unterschieden, ob es sich um aktive entmarkende Läsionen handelt oder ob ein inaktiver Plaque vorliegt (Filippi, Rocca, et al., 2012). Entzündungsherde können im MRT mithilfe des Kontrastmittels Gadolinium (Gadolinium-Diäthylen-Triamin-Penta-Essigsäure) sichtbar gemacht werden. Durch die lokale Akkumulation von Gadolinium lassen sich Läsionen als Herde darstellen, in denen sich das Kontrastmittel anreichert. Allerdings ist die Kontrastmittelanreicherung nicht zwingend auf Phasen beschränkt, in denen auch klinische Symptome erkennbar sind.

Elektrophysiologische Auswirkungen der axonalen Demyelinisierung

Die Myelinscheiden, die die Axone umgeben, sind essenziell für eine saltatorische Ausbreitung der Depolarisation. Aufgrund dessen führt die Demyelinisierung zu einer Störung der Weiterleitung elektrischer Impulse. Die Weiterleitung kann auch über Läsionen hinweg zumindest teilweise noch gegeben sein, allerdings bei geringerer Geschwindigkeit. Klinisch lässt sich dies zum Beispiel anhand der Messung evozierter Potenziale mit einer entsprechenden Verlangsamung objektivieren sowie anhand einer Verlangsamung/Abschwächung elektrischer Impulse entlang des kortikospinalen Traktes nach der Applikation von transkranieller Magnetstimulation (TMS) über dem motorischen Kortex feststellen (Hofstadt-van Oy et al., 2015). Bei Axonen, die teilweise demyelinisiert sind, kann es zu unsystematischen, spontanen Entladungen kommen, was als Erklärung für Phänomene wie Sensibilitätsstörungen und Parästhesien herangezogen wurde.

Rückgang der zugrunde liegenden Entzündungsaktivität und Reversibilität der Symptomatik

Im Fall der Rückbildung klinischer Symptome ist von einem Rückgang von Leitungsblockaden durch schwindende Entzündungsaktivität und einer Rückbildung assoziierter Hirnödeme auszugehen (Compston & Coles, 2008). Dies ist auch kompatibel mit der Beobachtung, dass nach der Behandlung eines akuten Schubes durch Kortison eine Verbesserung in der klinischen Symptomatik sehr schnell eintreten kann. Zusätzlich wird angenommen, dass längerfristige Prozesse der Remyelinisierung zu einer Verbesserung der Symptomatik beitragen können (Compston & Coles, 2008).

Das Wichtigste auf einen Blick

Die Autoimmunerkrankung MS zeigt sich auf molekularer und zellulärer Ebene als Demyelinisierung und Neurodegeneration, die die Folgen entzündlicher Prozesse im ZNS darstellen. Durch das Passieren der Blut-Hirn-Schranke von autoreaktiven Lymphozyten wird im Zusammenspiel mit Zytokinen, Makrophagen und spezifischen Antikörpern eine Entzündungsreaktion ausgelöst. In der Diagnostik wird unterschieden zwischen aktiven, demyelinisierenden Läsionen und inaktiven Plaques. Die gestörte Reizweiterleitung aufgrund der Demyelinisierung zeigt sich unter anderem in einer verminderten Geschwindigkeit der Signalübertragung, in deren Folge klinische Symptome erkennbar werden können.

Fatigue-Symptomatik im Kontext der Pathophysiologie

Bezüglich des Phänomens der Fatigue-Symptomatik werden in diesem Zusammenhang unterschiedliche Ursachen diskutiert, die konzeptionell jedoch auch eine gewisse Überlappung aufweisen. Eine Annahme besteht darin, dass inflammatorisch bedingte Läsionen der weißen und grauen Hirnsubstanz zu einer Störung der Funktion neuronaler Netzwerke und zum Bedarf der Rekrutierung alternativer kompensatorischer Netzwerke führen (Manjaly et al., 2019). In einigen fMRT-Studien konnte beispielsweise gezeigt werden, dass es insbesondere bei Fatigue, die durch die Bearbeitung von motorischen oder kognitiven Aufgaben bei Patientinnen mit MS induziert wurde, relativ zu gesunden Vergleichspersonen zu einem Anstieg der neuronalen Aktivität in weit verzweigten Netzwerken kam (Arm, Ribbons, Lechner-Scott & Ramadan, 2019; DeLuca, Genova, Capili & Wylie, 2009; White, Lee, Light & Light, 2009). Demzufolge erscheint ein Zusammenhang zwischen neuronaler Hyperaktivität und ineffizienter Rekrutierung neuronaler Netzwerke auf der einen Seite, sowie Fatigue-Symptomatik auf der anderen Seite naheliegend.

Hyperaktivität in neuronalen Netzwerken

Hanken et al. (2014) stellten ergänzend zu diesem Erklärungsansatz ein integratives Modell vor, das die direkte Auswirkung inflammatorischer Aktivität auf das subjektive Krankheitsempfinden im Sinne von Fatigue-Symptomatik und hierfür relevante neuronale Strukturen berücksichtigt. Diesem Modell zufolge führt die Erhöhung peripherer proinflammatorischer Zytokine zur Aktivierung von afferenten Verbindungen mit Relevanz für interozeptive und homöostatische Prozesse. Über diese afferenten Bahnen, hierunter die des Nervus vagus, werden insbesondere Regionen des Hirnstammes, der Hypothalamus, die Insula und das anteriore Cingulum innerviert. Der Ef-

Direkter Zusammenhang zwischen Entzündungsprozessen und Fatigue

fekt der inflammatorischen Aktivität auf diese neuronalen Strukturen geht mit Fatigue als Krankheitsempfinden einher. Dies wiederum kann dazu führen, dass Patientinnen von der Bearbeitung kognitiver Aufgaben im Sinne einer interozeptiven Interferenz abgelenkt werden. In Kombination mit den Auswirkungen fokaler Läsionen kommt es schließlich zu objektivierbaren Einschränkungen, insbesondere bei Aufgaben, die die Aufmerksamkeitsintensität betreffen (Hanken et al., 2014).

3.2 Neuropsychologische Störungstheorien

Dyskonnektions-Syndrom als Erklärungsansatz für kognitive Beeinträchtigungen

Darüber hinaus erklären integrative Ansätze kognitive Defizite bei MS im Sinne eines *„Dyskonnektions-Syndroms"*, welches durch ein Zusammenspiel der Auswirkungen fokaler Läsionen, Schäden an strategisch bedeutsamen Faserbahnen der weißen Hirnsubstanz sowie an der grauen Hirnsubstanz hervorgerufen wird (Filippi et al., 2010; Llufriu et al., 2017; Rocca et al., 2015).

Basierend auf der oben skizzierten Pathogenese der MS liegt hinsichtlich neuropsychologischer Störungstheorien nahe, einen Zusammenhang zwischen der Ausprägung fokaler kortikaler Läsionen und der kognitiven Leistung anzunehmen. Frühe Studien lieferten hinsichtlich dieser Annahme positive Ergebnisse, sodass zum Beispiel gezeigt werden konnte, dass Läsionen im Bereich des Frontalhirns mit Defiziten in der kognitiven Domäne exekutiver Funktionen einhergingen (Arnett et al., 1994; Swirsky-Sacchetti et al., 1992). Außerdem konnte gezeigt werden, dass die Leistung bei einer gängigen Testbatterie (Brief Repeatable Battery, BRB; Rao et al., 1990) einen Zusammenhang mit der Ausprägung fokaler Läsionen aufwies, der teilweise domänenspezifisch war (Lazeron et al., 2005). Bereits letztere Autorinnen wiesen jedoch auch auf eine relativ geringe Varianzaufklärung hin und es ist hervorzuheben, dass einige Studien keinen Zusammenhang zwischen kortikaler Läsionslast und der kognitiven Leistungsfähigkeit berichten (Benedict et al., 2004; Lin, Tench, Morgan & Constantinescu, 2008). Infolgedessen geht man davon aus, dass nicht die Ausprägung fokaler Läsionen allein ausschlaggebend für das Auftreten kognitiver Einschränkungen ist, sondern das Vorliegen von Läsionen an *strategischen* Faserbahnen der weißen Substanz eine wichtige Rolle spielt (Rocca et al., 2015). In diesem Zusammenhang konnte in aktuellen Studien mithilfe von Diffusionstensor-Bildgebung (DTI) nachgewiesen werden, dass auch normal erscheinende Bahnen der weißen Substanz, an denen keine Läsionen identifiziert werden, atypische Diffusionsmerkmale aufweisen können. Für diese wurde gezeigt, dass sie zum Beispiel mit einer Störung der Aufmerksamkeitsleistung und exekutiver Funktionen einhergehen, wenn callossale Bahnen betroffen und die Verbindungen zwischen präfrontalen Arealen gestört sind (Dineen et al., 2009; Rocca et al., 2015). Über den Krankheits-

Bedeutung strategischer Faserstränge

verlauf hinweg kann außerdem beobachtet werden, dass es nach anfänglichen fokalen Anomalien mit der Zeit mehr und mehr zu diffusen Schädigungen der weißen Substanz kommt, die im Verlauf auch mit diffusen Schädigungen der grauen Substanz einhergehen (Filippi et al., 2010; Rocca et al., 2015). Insgesamt deutet diese Studienlage darauf hin, dass das kognitive Defizite bestimmende *Dyskonnektions-Syndrom* bei MS durch ein Zusammenspiel unterschiedlicher struktureller und funktioneller Anomalien hervorgerufen wird, deren jeweilige Auswirkungen über den Krankheitsverlauf hinweg variieren.

Befunde der funktionellen Bildgebung

Funktionelle Auffälligkeiten sind im Rahmen von fMRT-Untersuchungen bei Patientinnen mit kognitiven Einschränkungen konsistent erkennbar. Diese scheinen relativ zu gesunden Kontrollpersonen mit der Ausprägung kognitiver Defizite zu variieren und sind dadurch gekennzeichnet, dass es bei Patientinnen mit relativ milden kognitiven Einschränkungen zu einer *Hyperaktivierung* aufgabenrelevanter Areale relativ zu Gesunden kommt, die bei Patientinnen mit schwereren kognitiven Störungen nicht beobachtet werden kann (Penner, Rausch, Kappos, Opwis & Radü, 2003). Rocca et al. (2014) berichten, dass Patientinnen mit erhaltener kognitiver Leistungsfähigkeit, relativ zu Patientinnen mit klinisch relevanten kognitiven Defiziten (<2 Standardabweichungen unterhalb der Norm), während einer klassischen Arbeitsgedächtnisaufgabe (N-back Task) eine erhöhte Aktivierung im rechten dorsolateralen präfrontalen Kortex aufwiesen. Im Gegensatz dazu zeigten Patientinnen mit klinisch relevanten Einschränkungen eine Hypoaktivierung in fronto-parieto-temporalen Arealen.

Neuronale Hyperaktivität als erschöpfbarer Kompensationsmechanismus

Die oben beschriebene *Hyperaktivierung* wird in der Literatur häufig im Sinne eines kompensatorischen Mechanismus interpretiert, der es Patientinnen mit relativ milden kognitiven Einschränkungen erlauben könnte, durch die erhöhte Rekrutierung kognitiver Ressourcen Schwierigkeiten zu kompensieren. Während die Hyperaktivierung temporär zur Erhaltung der kognitiven Leistungsfähigkeit genutzt werden kann, ist jedoch davon auszugehen, dass es nach einer Erschöpfung dieses Mechanismus durch die Überforderung kompensatorischer Netzwerke zum Auftreten kognitiver Defizite und Fatigue kommt (Llufriu et al., 2017; Rocca et al., 2015).

Schoonheim et al. (2015) beschreiben dieses Phänomen im Sinne des „Zusammenbruchs" der Effizienz neuronaler Netzwerke (siehe Abbildung 3). Demnach ist davon auszugehen, dass mit im Verlauf zunehmender Läsionslast und strukturellen Schädigungen die Effizienz neuronaler Netzwerke kontinuierlich abnimmt (Roosendaal et al., 2010). Dies manifestiert sich zu Beginn nicht zwangsläufig in klinisch objektivierbaren kognitiven Defiziten und kann auch je nach Alltagsanforderung für Patientinnen unbemerkt bleiben. Sobald die strukturelle Schädigung jedoch ein Ausmaß angenommen hat, das auch durch alternative Routen in assoziierten Netzwerken nicht mehr kompensiert werden kann, setzen objektivierbare kognitive Defizite ein (Rocca et al., 2010). Anatomisch kann hierbei die Entwicklung von anfänglich fokalen, periventrikulären zu schließlich diffusen Schädigungen der weißen Hirnsubstanz angenommen werden; darüber hinaus die Atrophie der grauen Substanz, die während der Übergangsphase von der schubförmigen (RRMS) zur sekundär chronisch progredienten Verlaufsform (SPMS) deutlich ansteigt (Filippi et al., 2010).

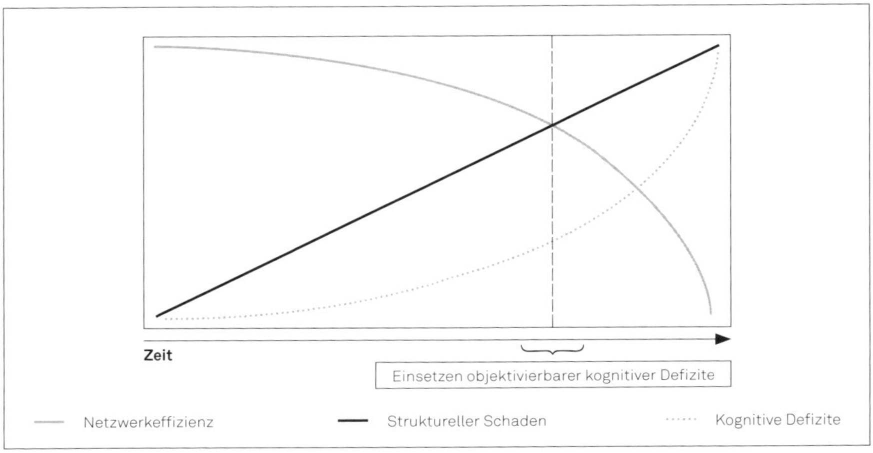

Abbildung 3: Schematische Darstellung des Zusammenhangs der neuronalen strukturellen Schädigung, Netzwerkeffizienz und der Entwicklung kognitiver Defizite nach Schoonheim et al. (2015). Zu Beginn der Erkrankung sind strukturelle Schäden eher gering, sodass die Netzwerkeffizienz in ausreichendem Maß gegeben ist. Es liegen keine kognitiven Defizite vor. Mit dem Fortschreiten struktureller Schäden sinkt die Netzwerkeffizienz, sodass ab einer kritischen Schwelle kognitive Defizite objektiviert werden können.

Das Wichtigste auf einen Blick

Es lassen sich sowohl strukturelle als auch funktionelle Auffälligkeiten bei MS nachweisen, die insbesondere bei einer strategischen Schädigung kortiko-kortikaler Faserbahnen einen essenziellen Einfluss auf das Vorliegen von kognitiven Einschränkungen haben. Das „Dyskonnektions-Syndrom" als integrativer Erklärungsansatz für das Entstehen kognitiver Beeinträchtigungen geht von einem Zusammenwirken von fokalen Läsionen sowie Schäden an strategisch bedeutsamen Strukturen der weißen und grauen Hirnsubstanz aus. Im Krankheitsverlauf zeigen sich objektiv erfassbare kognitive Defizite, wenn die Effizienz neuronaler Netzwerke (trotz Kompensation der vorhandenen und zunehmenden Schäden) nicht mehr gewährleistet ist.

4 Neuropsychologische Diagnostik

In den vergangenen Jahrzehnten hat sich in Expertenkreisen aufgrund zahlreicher konvergierender Studiendaten die Erkenntnis durchgesetzt, dass kognitive Defizite bei MS ein maßgebliches Symptom darstellen. Je nach konsultierter Studie finden sich Inzidenzraten von 40–65 % (Benedict et al., 2006; Bobholz & Rao, 2003; Hansen et al., 2015). Aufgrund der Tatsache, dass diese Beeinträchtigungen sich häufig bereits zum Zeitpunkt der Diagnosestellung manifestieren und einen erheblichen Einfluss auf den sozioökonomischen Status der Patientinnen haben können, kommt der neuropsychologischen Diagnostik bei MS eine maßgebliche Rolle zu. Weiterhin darf darauf hingewiesen werden, dass die neuropsychologische Diagnostik einen wichtigen Aspekt der Verlaufsdiagnostik bei Patientinnen mit MS darstellt, da sich mit einiger Zuverlässigkeit von einer Veränderung des kognitiven Status auf die Krankheitsaktivität schließen lässt (Gold et al., 2014). Die Selbsteinschätzung der kognitiven Leistungsfähigkeit hat sich dabei als wenig reliabel erwiesen, sodass die Durchführung einer neuropsychologischen Untersuchung unabdingbar ist (Langdon, Benedict, Wicklein, Beckmann & Fredrikson, 2013). Obwohl bezüglich dieser Argumente aus fachlicher Sicht weitgehende Einigkeit besteht, muss leider konstatiert werden, dass in neurologischen Befunderhebungen die Neuropsychologie häufig unterrepräsentiert ist, wenn nicht gar gänzlich ignoriert wird. Hierfür gibt es neben mangelndem Bewusstsein für die möglichen Ausprägungen kognitiver Beeinträchtigungen auch einfache ökonomische Erklärungen, da es vielen Neurologinnen schlicht nicht möglich ist, die Infrastruktur für eine MS-spezifische neuropsychologische Diagnostik vorzuhalten. Umso wichtiger ist für klinisch tätige Neuropsychologinnen eine tiefgehende Kenntnis der Ursachen, Auswirkungen und Ausprägungsformen neuropsychologischer Beeinträchtigungen bei MS sowie der zur Verfügung stehenden diagnostischen Verfahren zur Objektivierung.

Unverzichtbarkeit der neuropsychologischen Diagnostik zur Objektivierung kognitiver Beeinträchtigungen

4.1 Einflussfaktoren auf die kognitive Leistungsfähigkeit

Die Ausprägung der kognitiven Beeinträchtigungen bei MS kann interindividuell sehr unterschiedlich sein (Fischer, Jacobs, Cookfair & Rudick, 1998). Dies gilt sowohl für die Art der betroffenen Teilleistungen als auch für die Schwere der individuellen Symptomatik. Hierzu wurden in der Vergangenheit verschiedene Einflussfaktoren diskutiert. Einen maßgeblichen Einfluss scheint dabei der Krankheitsverlauf zu haben: Obwohl kognitive Defizite bei sämtlichen Verlaufsformen auftreten können, gibt es überzeugende Hinweise, dass

Zusammenhang zwischen Verlaufsform und kognitiven Einbußen

die Ausprägung der Defizite bei primär chronisch progredienten Krankheitsverläufen prononcierter ist (Greim & Zettl, 2009; Potagas et al., 2008). Ebenso scheint die Erkrankungsdauer vage assoziiert mit der Schwere der kognitiven Symptome (Amato, Zipoli & Portaccio, 2006). Einige Studien berichten von einem geschlechtsspezifischen Einfluss in dem Sinne, dass männliche Patienten häufiger unter kognitiven Beeinträchtigungen leiden. Was den letzten Punkt anbelangt, muss einschränkend angeführt werden, dass für eine realistische Beurteilung dieser Hypothese eine breitere Datenbasis aktuell fehlt.

Hohe Läsionslast führt zu ausgeprägteren Beschwerden

Zuletzt zeigt sich auch ein konsistenter, mäßiger Zusammenhang mit Parametern der Bildgebung bei MS. Dabei lässt sich weniger von der Lokalisation der Läsion auf kognitive Defizite schließen, sondern vielmehr von dem allgemeinen Läsionsvolumen eine Aussage über die Schwere der kognitiven Beeinträchtigungen ableiten (Hoffmann, Tittgemeyer & von Cramon, 2007; Rocca et al., 2015).

Einfluss von Depressivität und Fatigue auf die kognitive Leistungsfähigkeit

Daneben sollten mit Depressivität und Fatigue zwei weitere Faktoren angesprochen werden, welche die kognitive Leistungsfähigkeit potenziell negativ beeinflussen. Während im Allgemeinen davon ausgegangen wird, dass Depression einen moderaten bis ausgeprägten Einfluss auf verschiedene kognitive Funktionen haben kann (Beblo & Lautenbacher, 2006), wird das Ausmaß dieses Einflusses bei MS insbesondere im Bereich der Exekutivfunktionen seit längerem intensiv diskutiert (Arnett et al., 1994; Arnett, 2005). Die Prävalenz klinisch relevanter depressiver Symptomatik bei MS wird auf 35 % geschätzt, die Prävalenz depressiver Störungen auf 21 %, was deutlich über der Basiswahrscheinlichkeit in der allgemeinen Population liegt (Boeschoten et al., 2017).

Differenzierung zwischen somatischer und kognitiver Fatigue

Bei Fatigue handelt es sich laut subjektiven Beschwerdeschilderungen um eines der häufigsten Symptome, das zu deutlichen Beeinträchtigungen führt. Eine gängige Definition beschreibt einen subjektiven Mangel an Energie, der sich negativ auf die Alltagsführung auswirkt, sich aber nicht durch Muskelschwäche oder Depression erklären lässt (Shah, 2009). Dabei sollte zwischen somatischer und kognitiver Fatigue unterschieden werden. Allerdings fanden sich bis heute eher wenige überzeugende Zusammenhänge zwischen Angaben subjektiver kognitiver Fatigue und Leistungen in neuropsychologischen Tests (Bryant, Chiaravalloti & DeLuca, 2004; Johnson, Lange, DeLuca, Korn & Natelson, 1997; Krupp & Elkins, 2000).

Das Wichtigste auf einen Blick

Art und Schwere der kognitiven Beeinträchtigungen zeigen große interindividuelle Unterschiede. Als mögliche Einflussfaktoren auf die Ausprägung der kognitiven Beeinträchtigungen werden die Verlaufsform, die Erkrankungsdauer und das Geschlecht diskutiert. Ebenso werden das allgemeine Läsionsvolumen, Depressivität sowie Fatigue als weitere prognostische Faktoren angesehen.

4.2 Das neuropsychologische Defizitprofil bei MS

Wie sich aus den obigen Ausführungen bereits erahnen lässt, gibt es kein MS-spezifisches Defizitprofil im Sinne immer gleicher kognitiver Beeinträchtigungen mit gleicher Ausprägung, das eine eindeutige MS-Diagnose nur anhand des neuropsychologischen Defizitprofils ermöglichen würde. Vielmehr können abhängig von Läsionslokalisation und Läsionsvolumen grundsätzlich alle kognitiven Teilleistungen beeinträchtigt sein. Allerdings gibt es einige Aspekte kognitiver Funktionen, die bei MS häufiger beeinträchtigt sind als andere. So sind insbesondere Leistungen im Bereich der Aufmerksamkeitsfunktionen und Informationsverarbeitungsgeschwindigkeit überproportional häufig betroffen (Archibald & Fisk, 2000; Bergendal, Fredrikson & Almkvist, 2007; DeLuca, Chelune, Tulsky, Lengenfelder & Chiaravalloti, 2004), wohingegen Spontansprache und allgemeine Intelligenz nur äußert selten beeinträchtigt sind. Eine Übersicht über mehr oder weniger betroffene Funktionsbereiche findet sich in Tabelle 5.

Besonders häufig sind Leistungen der Aufmerksamkeit, des Gedächtnisses und der Exekutivfunktionen gemindert

Die naheliegende Erklärung für die überzufällige Häufung auffälliger Befunde im Bereich der Informationsverarbeitungsgeschwindigkeit dürfte darin liegen, dass zunehmende kortiko-kortikale Dyskonnektivität im Bereich der weißen Substanz als neuropathologischer Ausgangsprozess zu einer Verlangsamung der intrakortikalen Datenübertragung und einer allgemein verringerten Aufnahmekapazität führt (Hoffmann et al., 2007; Lynch, Dickerson & Denney, 2010). Eine verringerte Informationsverarbeitungsgeschwindigkeit wirkt sich wiederum potenziell negativ auf andere kognitive Prozesse aus, die alle mehr oder weniger von dieser abhängen. Insofern kann vereinfachend von einer „Erkrankung der langen Faserbahnen" gesprochen werden, welche als primäres kognitives Symptom eine allgemeine Verlangsamung aufweist. Trotzdem wäre es unserer Auffassung nach falsch, in diesem Zusammenhang von einem spezifischen Defizitprofil zu sprechen, da interindividuell große Unterschiede bezüglich Kompensationspotenzial, kognitiver Ressourcen und Alltagsrelevanz bestehen und bei einer substantiellen Anzahl von Patientinnen letztlich auch im Bereich der Informationsverarbeitungsgeschwindigkeit keine oder nur marginale Beeinträchtigungen objektivierbar sind (Hansen et al., 2016).

Verringerte Informationsverarbeitungsgeschwindigkeit als sehr häufiger neuropsychologischer Befund bei MS

Das Wichtigste auf einen Blick

In Abhängigkeit von Läsionslokalisation und -ausmaß können prinzipiell alle kognitiven Teilleistungen bei MS beeinträchtigt sein. Eine besondere Prädilektion findet sich für Aufmerksamkeitsleistungen und die allgemeine Informationsverarbeitungsgeschwindigkeit. Ebenfalls häufig betroffen sind Gedächtnis- sowie Exekutivfunktionsleistungen. Apraxien, Agnosien und Aphasien sowie eine allgemeine Intelligenzminderung finden sich in der Regel nicht bei MS.

Tabelle 5: Beeinträchtigung kognitiver Domänen bei MS

Kognitive Domäne	Assoziierte Teilleistungen	Prävalenz von Beeinträchtigungen (in Anlehnung an Hansen & Lautenbacher, 2017)
Aufmerksamkeit	• Aufmerksamkeitsintensität • Aufmerksamkeitsselektivität • Informationsverarbeitungsgeschwindigkeit	mindestens 50 %
Gedächtnis	• verbales und nonverbales Neugedächtnis • üblicherweise nicht betroffen: Altgedächtnis	ca. 50 %
Exekutivfunktionen	• Arbeitsgedächtnis • Flexibilität • Produktivität • Umstellfähigkeit • Inhibition • planerisches Denken	bis zu 50 %
Visuospatial	• räumliches Vorstellungsvermögen • mentale Rotationen • Gesichtswahrnehmung • Objektwahrnehmung	höchstens 10–20 %
Sprache	• Sprachproduktion (Ausnahme: sprechmotorische Beeinträchtigungen) • Sprachverständnis • Wortschatz	in der Regel unbeeinträchtigt
Allgemeine Intelligenz		in der Regel unbeeinträchtigt

4.3 Die neuropsychologische Untersuchung

Aus dem Fehlen eines spezifischen neuropsychologischen Defizitprofils bei MS ließe sich nun schließen, dass eine ausführliche neuropsychologische Untersuchung bei allen Patientinnen mit MS obligatorisch sein sollte. Wie jedoch bereits erwähnt, dürfte dies bei den beschriebenen Prävalenzraten einen erheblichen und für viele ansässige Neurologinnen wie auch neurologische Kliniken einen schlicht nicht realisierbaren Arbeitsaufwand im Bereich der Neuropsychologie darstellen. Auch für die Patientinnen würde dies eine bedeutende Mehrbelastung darstellen, zumal in diesem Zusammenhang immer wieder gefordert wird, von „Overtesting" abzusehen. Frühere Studien legen im Übrigen nahe, dass eine etwa paritätische Dreiteilung in kognitiv unbeeinträchtigte, kognitiv deutlich beeinträchtigte und kognitiv leicht bis mäßig beeinträchtigte Patientinnen sinnvoll sein könnte (Fischer et al., 1998). In diesem Sinne wäre insbesondere die letzte Gruppe der kognitiv leicht bis mittelgradig beeinträchtigten Patientinnen von besonderem Interesse, da hier die Differenzierung von relevanten Beeinträchtigungen im Gegensatz zu unbeeinträchtigtem Leistungsniveau besonders schwerfallen dürfte. Ein sinnvolles Prozedere bei der Untersuchung von Patientinnen mit MS könnte insofern darin bestehen, zunächst in einer orientierenden Untersuchung die kognitiv beeinträchtigten Patientinnen zu identifizieren und in einem zweiten Schritt einer ausführlichen Diagnostik zur weiteren Differenzierung der kognitiven Defizite zu unterziehen. Dies würde nicht nur Ressourcen schonen, sondern der Patientin auch unnötige Untersuchungen ersparen (Hansen & Lautenbacher, 2017). Das vorgeschlagene diagnostische Ablaufschema würde also wie in Abbildung 4 dargestellt aussehen.

Differenzierung zwischen Patientinnen anhand der Schwere neuropsychologischer Defizite

Screening als Wegweiser für die ausführliche neuropsychologische Diagnostik

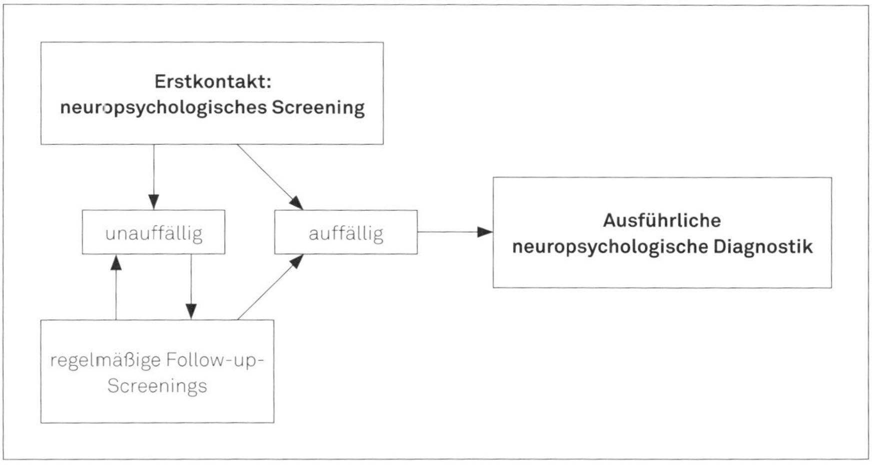

Abbildung 4: Ablaufschema neuropsychologischer Untersuchungen bei MS

Im Folgenden soll nun zunächst auf die Zusammenstellung einer solchen orientierenden Untersuchung eingegangen werden. Im nächsten Schritt werden dann Empfehlungen zur Komposition einer ausführlichen neuropsychologischen Testbatterie gegeben. Zuletzt werden die in diesem Kapitel präsentierten Informationen gesamthaft integriert.

4.3.1 Das neuropsychologische Screening bei MS

Bereits in den 1970er-Jahren bestanden Bestrebungen, eine standardisierte neuropsychologische Testbatterie für den Einsatz bei Patientinnen mit MS zu entwickeln (Franklin, Heaton, Nelson, Filley & Seibert, 1988). Schnell wurde hierbei klar, dass andernorts in der Neuropsychologie eingesetzte Verfahren wie zum Beispiel der Mini Mental Status Test (MMST; Folstein, Folstein & McHugh, 1975) als Screeningverfahren bei MS zu undifferenziert waren, um einen maßgeblichen Informationsgewinn zu bieten. Diese Bemühungen kulminierten zunächst in den Arbeiten von Rao et al. (1990), die mit der Brief Repeatable Battery (BRB) eine relativ kurze, spezifisch auf Patientinnen mit MS zugeschnittene Testbatterie präsentierten. Diese hatte außerdem den Vorteil, dass sie über verschiedene Parallelformen verfügte. Allerdings kommt auch die BRB mit sieben Untertests auf eine Gesamtlänge von über einer Stunde, weswegen Bestrebungen unternommen wurden, diese weiter zu verkürzen (Portaccio et al., 2009). Hieraus resultierte eine Kurzform der BRB, welche nur drei Untertests beinhaltet, innerhalb von einer Viertelstunde durchführbar ist und gegebenenfalls auch von nicht psychologischem, entsprechend geschultem Klinikpersonal durchgeführt werden kann. Die drei verbliebenen Untertests sind der Symbol Digit Modalities Test (SDMT; Smith, 1982), der Paced Auditory Serial Addition Test (PASAT; Gronwall, 1977; Rao et al., 1989) sowie der Selective Reminding Test (SRT; Buschke & Fuld, 1974). Eine Übersicht der einzelnen in diesem Kapitel angesprochenen neuropsychologischen Tests findet sich in Tabelle 6.

Brief Repeatable Battery (BRB) als Screeninginstrument

Parallel zur Kurzform der BRB wurde auch ein weiteres neuropsychologisches Screening vorgestellt. Das Brief International Cognitive Assessment for MS (BICAMS; Langdon et al., 2012) beinhaltet ebenfalls den SDMT, daneben jedoch zusätzlich noch den California Verbal Learning Test (CVLT; Niemann, Sturm, Thöne-Otto & Willmes, 2008) und den Brief Visuospatial Memory Test (BVMT; Benedict, 1997). Beide Screeningverfahren, nämlich BRB und BICAMS, haben hinsichtlich der Durchführbarkeit ähnliche Eigenschaften. Für beide Verfahren wurden beachtliche internationale Anstrengungen unternommen, um eine hinreichende Normierung zu gewährleisten (Benedict et al., 2012). Außerdem gab es für beide Screenings einige Bemühungen, eine Validierung anhand einer ausführlichen Testbatterie im Sinne einer Überprüfung der prognostischen Validität durchzuführen. Beide Screenings erreich-

Vergleich der beiden Screeninginstrumente BRB und BICAMS

Tabelle 6: Neuropsychologische Testverfahren in etablierten kognitiven Screenings bei MS

Testverfahren	Kognitive Domäne	Beschreibung	Bestandteil von
BVMT (Brief Visuospatial Memory Test)	Nonverbales Neugedächtnis, visuo-räumliche Wahrnehmung	Eine Vorlage von sechs geometrischen Figuren wird über drei Lerndurchgänge jeweils 10 Sekunden präsentiert und direkt im Anschluss von der Patientin kopiert. Im BICAMS wird auf den verzögerten freien Abruf verzichtet.	BICAMS
VLMT (Verbaler Lern- und Merkfähigkeitstest)	Verbales Neugedächtnis	Eine Wortliste (15 Begriffe) wird über fünf Lerndurchgänge präsentiert und soll von der Probandin memoriert werden. Im Anschluss wird eine Ablenkerliste vorgelesen. Danach erfolgt ein freier Abruf sowie ein weiterer freier Abruf nach ca. einer halben Stunde.	
CVLT (California Verbal Learning Test)	Verbales Neugedächtnis	Ähnlich dem VLMT wird eine Wortliste über mehrere Durchgänge vorgelesen. Die Struktur der Wortliste legt die Strategie des semantischen Chunking nahe. Im BICAMS wird auf den verzögerten freien Abruf verzichtet.	BICAMS
PASAT (Paced Auditory Serial Addition Test)	Informationsverarbeitungsgeschwindigkeit, Arbeitsgedächtnis	Eine Reihe von Zahlen wird in einem fixen Intervall vorgelesen, der Patient muss jeweils die zuletzt gehörte Zahl zur nächstfolgenden addieren.	BRB
SRT (Selective Reminding Test)	Verbales Neugedächtnis	Wortlistenlernen. Ab dem zweiten Durchgang werden dem Patienten jeweils nur die Worte vorgelesen, welche im vorherigen Durchgang nicht genannt wurden.	BRB
SDMT (Symbol Digit Modalities Test)	Informationsverarbeitungsgeschwindigkeit, visuelles Scanning	Ähnlich dem WIE-Subtest „Zahlen-Symbol-Test". Die Paarungen von Zahlen zu Symbolen werden lediglich verbal durchgeführt.	BRB, BICAMS

ten hier zufriedenstellende, etwa vergleichbare Werte, wobei Hansen et al. (2015) in diesem Zusammenhang auf methodische Mängel hinwiesen, welche beiden Validierungen zugrunde liegen. Vornehmlich lagen diese darin begründet, dass der für die Normierung herangezogene Goldstandard in beiden Fällen auch die zu validierenden Verfahren beinhaltete. Folglich ist mit einer künstlichen Inflation von Sensitivität und Spezifität zu rechnen.

Da statistisch gesehen keines der angesprochenen Screeningverfahren dem anderen deutlich überlegen zu sein scheint, soll hier auf einige inhaltliche Unterschiede eingegangen werden:

- Beide Verfahren beinhalten zusätzlich Tests zum verbalen Neugedächtnis. Frühere Studien legen nahe, dass CVLT und SRT einen ähnlich hohen prognostischen Wert haben, aber möglicherweise nicht exakt dasselbe Konstrukt abbilden (Prakash, Snook, Lewis, Motl & Kramer, 2008; Strober et al., 2009).
- Die BRB enthält mit dem PASAT ein Verfahren, welches verschiedene kognitive Domänen erfasst und hohe Anforderungen an die kortikale Interkonnektivität stellt. Der PASAT ist auch aufgrund seiner Konfundierung mit arithmetischen Fähigkeiten umstritten. Weiterhin erleben ihn viele Patientinnen als unangenehm und verweigern mitunter die Teilnahme (Benedict et al., 2002; Rogers & Panegyres, 2007; Sandry, Paxton & Sumowski, 2016).
- Das BICAMS enthält als zusätzlichen Test ein Verfahren zum nonverbalen Neugedächtnis und zu visuo-räumlichen Wahrnehmungsleistungen, welche bei MS eher selten beeinträchtigt sind (Olivares et al., 2005).

Bedeutung des SDMT als wichtiger Bestandteil der orientierenden Untersuchung

Zusammenfassend können grundsätzlich beide Verfahren als geeignet zur orientierenden Untersuchung der Patientinnen mit MS angesehen werden. Hervorzuheben ist insbesondere, dass beide Verfahren mit dem SDMT einen Test für die Informationsverarbeitungsgeschwindigkeit beinhalten, welche bei MS häufig beeinträchtigt ist. Dem SDMT gereicht im Rahmen der MS-Diagnostik besonders zum Vorteil, dass er frei von motorischen Anforderungen ist. Auch auf inhaltlich-theoretischer Ebene ist keines der Verfahren dem anderen derart überlegen, dass es dessen Durchführung als nicht sinnvoll erscheinen lassen würde. In unseren Augen erscheinen jedoch die Vorteile der BRB aufgrund der doppelten Erfassung von Informationsverarbeitungsgeschwindigkeit und kortiko-kortikaler Konnektivität die potenziellen Nachteile des PASAT zu überwiegen. Daneben sollen zwei weitere Ansätze zur orientierenden Untersuchung von Patientinnen mit MS nicht unerwähnt bleiben:

Das MSFC ist aufgrund seiner Fokussierung auf motorische Einschränkungen für das neuropsychologische Screening eher ungeeignet

Das Multiple Sclerosis Functional Composite (MSFC; Fischer, Rudick, Cutter & Reingold, 1999) stellt ein wiederholbares Prozedere dar, welches insbesondere im klinischen Setting und speziell in der klinischen neurologischen Forschung zum Einsatz kommt. Allerdings handelt es sich hierbei nicht um ein genuin neuropsychologisches Verfahren, da neben dem PASAT zwei eher auf die motorische Komponente der MS abzielende Verfahren Bestandteil des

MFSC sind. Dabei handelt es sich um den Nine-Hole Peg Test (9HPT; Goodkin, Hertsgaard & Seminary, 1988) sowie den 25-foot walk (25FW; Fischer et al., 1999). Der Vorteil des MSFC ist, dass es sich vermutlich um das einzige Verfahren handelt, welches auch von Neurologinnenseite regelmäßig durchgeführt wird und die kognitive Komponente der MS zumindest berücksichtigt. Aufgrund der Überrepräsentation grob- und feinmotorischer Fähigkeiten erscheint es jedoch als neuropsychologisches Screeningverfahren ungeeignet.

Begrenzte Einsetzbarkeit von Fragebogenverfahren

Zuletzt soll kurz auf ein Fragebogenverfahren eingegangen werden, welches zur Erfassung kognitiver Beeinträchtigungen bei MS entwickelt wurde. Der Multiple Sclerosis Neuropsychological Questionnaire (MSNQ; Benedict et al., 2003) ist ein Fragebogenverfahren bestehend aus 15 Items, welche verschiedene Aspekte kognitiver Leistungsfähigkeit abdecken. Der Fragebogen kann schnell durchgeführt werden und besteht aus einem Selbst- und Fremdrating. Für letzteres ist folglich die Anwesenheit einer Informantin erforderlich, die mit den Lebensumständen der Patientin gut vertraut ist. Es zeigten sich gute Korrelationen zwischen der Fremdeinschätzung und den Ergebnissen in neuropsychologischen Tests, allerdings korrelierten die subjektiven Angaben der Patientin eher mit Symptomen von Depressivität (Penner & Calabrese, 2007). Da im klinischen Alltag in der Regel nicht davon ausgegangen werden kann, dass eine Informantin anwesend ist, muss der praktische Nutzen dieses Fragebogens insofern als begrenzt angesehen werden. Eine Übersicht über die in diesem Abschnitt diskutierten Screeningverfahren findet sich in Tabelle 7.

Tabelle 7: Übersicht der angesprochenen Screeningverfahren

Screening	Tests	Dauer	Kommentare
Brief Repeatable Battery (BRB)	• SDMT • PASAT • SRT	Ca. 15 Minuten	+ hohe prognostische Validität + Parallelformen vorhanden + gute Normierung + inhaltlich fundiert – PASAT nicht unumstritten
Brief International Cognitive Assessment for MS (BICAMS)	• SDMT • CVLT • BVMT	15–20 Minuten	+ hohe prognostische Validität + Parallelformen vorhanden + gute Normierung – tendenziell Überrepräsentation von Gedächtnisleistungen
Multiple Sclerosis Functional Composite (MSFC)	• PASAT • 9HPT • 25FW	10 Minuten	+ Parallelformen vorhanden – nicht ausreichend zur orientierenden Beurteilung der kognitiven Leistungsfähigkeit – Schwerpunkt auf motorischen Beeinträchtigungen

Tabelle 7: Fortsetzung

Screening	Tests	Dauer	Kommentare
Multiple Sclerosis Neuropsychological Questionnaire (MSNQ)	• 15 Fragen, Selbst- und Fremdrating	10 Minuten	– nur das Fremdrating korreliert mit dem tatsächlichen neuropsychologischen Status – Keine Informationen zu Verlaufsbeurteilungen

Das Wichtigste auf einen Blick

Speziell für MS werden zwei geeignete neuropsychologische Screeningverfahren empfohlen: Die Brief Repeatable Battery (BRB) und das Brief International Cognitive Assessment for MS (BICAMS). Beide erfassen sowohl die Informationsverarbeitungsgeschwindigkeit sowie verbale Gedächtnisleistungen und jeweils eine weitere kognitive Domäne. Neben einem weiteren Screeningverfahren, dem Multiple Sclerosis Functional Composite (MSFC), der auch motorische Funktionen erfasst, steht außerdem noch ein MS-spezifischer Fragebogen (Multiple Sclerosis Neuropsychological Questionnaire, MSNQ) zur orientierenden Einschätzung der kognitiven Leistungsfähigkeit zur Verfügung.

4.3.2 Die ausführliche neuropsychologische Diagnostik

Sollte ein neuropsychologisches Screening ein auffälliges Ergebnis aufweisen, empfiehlt sich die Durchführung einer ausführlichen Testbatterie, um die zunächst nur orientierend objektivierten kognitiven Defizite weiter zu differenzieren. Obwohl kognitive Beeinträchtigungen im Bereich der Informationsverarbeitungsgeschwindigkeit bei MS der vermutlich am häufigsten vorliegende Befund sind, sollte man hieraus keine allgemeingültigen MS-typischen Defizitprofile ableiten. Das tatsächliche neuropsychologische Leistungsniveau kann sich trotz objektivierbarer Verlangsamung interindividuell sehr unterschiedlich darstellen. Dies ist zum einen auf die interindividuell unterschiedliche Ausprägung der kortikalen Läsionslast, zum anderen aber auch auf unterschiedlich ausgeprägtes Kompensationspotenzial (zum Beispiel im Sinne kognitiver Ressourcen, metakognitiver Fähigkeiten und Strategien) zurückführbar. Aus diesem Grunde sollte man sich nach Möglichkeit nicht mit dem orientierenden Befund zufriedengeben, welcher lediglich eine eher undifferenzierte Aussage über das Vorliegen oder die Abwesenheit kognitiver Beeinträchtigungen erlaubt, sondern sollte alle möglicherweise betroffenen kognitiven Domänen einer eingehenden Überprüfung unterziehen.

Bedeutung einer ausführlichen Beurteilung der kognitiven Leistungsfähigkeit im Anschluss an die orientierende Untersuchung

Dabei kann die Komposition der Testbatterie der individuellen Fragestellung angepasst werden. Allerdings hat es sich in der Praxis bewährt, ein festes Set von neuropsychologischen Tests zu haben, das nach Bedarf erweitert werden kann. Eine Reihe von Testverfahren, die sich in diesem Zusammenhang bewährt haben, sollen im Folgenden vorgestellt werden. Die Verfahren sind dabei der kognitiven Domäne zugeordnet, welche von ihnen am ehesten abgebildet wird.

4.3.2.1 Aufmerksamkeit

Im Folgenden wird auf die besonderen Aspekte der neuropsychologischen Diagnostik einzelner kognitiver Domänen bei Patientinnen mit MS eingegangen. Eine ausführliche allgemeine Darstellung diagnostischer und auch therapeutischer Optionen kann aus Platzgründen hier nicht erfolgen. Bei tieferem Interesse an dieser Fragestellung sei auf die entsprechenden Bände der Reihe „Fortschritte der Neuropsychologie" verwiesen: Gedächtnisstörungen nach Hirnschäden (Thöne-Otto & Markowitsch, 2004), Aufmerksamkeitsstörungen (Sturm, 2005), Störungen der Exekutivfunktionen (Müller, 2013), Visuelle Wahrnehmungsstörungen (Niedeggen & Jörgens, 2005). Für einen aktuellen Überblick zu Evidenzen bei Diagnostik und Therapie sei überdies auf die AWMF-Leitlinien zu Aufmerksamkeit (AWMF-Registernummer: 030-135), Gedächtnis (AWMF-Registernummer: 030-124) und Exekutivfunktionen (AWMF-Registernummer: 030-125) verwiesen.

Eine computerisierte Diagnostik der Aufmerksamkeitsfunktionen sollte integraler Bestandteil einer ausführlichen neuropsychologischen Diagnostik bei MS sein. Die im deutschen Sprachraum gängigen Verfahren sind die Testbatterie zur Aufmerksamkeitsprüfung (TAP; Zimmermann & Fimm, 2009) sowie die Testbatterie für Wahrnehmungs- und Aufmerksamkeitsfunktionen (WAF; Sturm, 2006) als Bestandteil des Wiener Testsystems. Beide Testbatterien ermöglichen über die reine Reaktionszeiterfassung hinaus die Beurteilung der verschiedenen Komponenten der Aufmerksamkeit (Alertness, selektive und geteilte Aufmerksamkeit, räumliche Komponente der Aufmerksamkeit). Im Zusammenhang mit MS gibt es insbesondere mit der TAP eine Reihe von klinischen Studien, die diese als Outcome-Parameter verwenden (Fischer et al., 2014; Hansen et al., 2015; Penner, Rausch, Hardmeier, Kappos & Radü, 2001; Schulz, Kopp, Kunkel & Faiss, 2006). Grundsätzlich halten wir beide Testbatterien für geeignet, um eine ausführliche Diagnostik der Aufmerksamkeit bei Patientinnen mit MS zu gewährleisten. Da sich jedoch insbesondere motorische Beeinträchtigungen bei MS negativ auf die Reaktionsgeschwindigkeit auswirken können, sollte dies bei der Interpretation der Ergebnisse Berücksichtigung finden. Eine Faustregel, ab welchem Grad der Beeinträchtigung von der Durchführung von Tests mit motorischer Komponente abgesehen werden sollte, gibt es nicht. Generell können als Ausschluss-

Computergestützte Testung der Aufmerksamkeitsfunktionen mittels TAP oder WAF

Berücksichtigung der motorischen Einschränkungen bei der Interpretation der Testergebnisse

kriterien aber eine ausgeprägte Ataxie oder ein EDSS von 8 oder höher angesehen werden (siehe hierzu auch Tabelle 3).

Farb-Wort-Interferenztest und Spannentests als nicht computergestützte Verfahren

Daneben gibt es eine Reihe von nicht computerisierten Aufmerksamkeitstests, deren Anwendung bei MS sich anbietet, da sie weitgehend frei von motorischen Anforderungen sind: Das Stroop-Paradigma wurde in einer Vielzahl von Varianten umgesetzt, wobei im deutschen Sprachraum vermutlich der Farb-Wort-Interferenztest (FWIT; Bäumler & Stroop, 1985) die weiteste Verbreitung gefunden hat. Dieser Test erlaubt nicht nur die Beurteilung der psychomotorischen Geschwindigkeit, sondern insbesondere die Beurteilung der Reaktionsinhibition, und erfasst insofern auch Aspekte der Exekutivfunktionen. Weiterhin können einfache verbale Spannentests wie die Zahlenspanne aus dem Wechsler Intelligenztest für Erwachsene (WAIS-IV; Petermann & Wechsler, 2014) Aufschluss über grundlegende Aufmerksamkeitsfunktionen bei MS geben.

Das Wichtigste auf einen Blick

Die Erfassung der Leistungen in den Bereichen Aufmerksamkeitsintensität und -selektivität sowie der räumlichen Komponente der Aufmerksamkeit, ist ein essenzieller Bestandteil der neuropsychologischen Diagnostik und wird oftmals computergestützt durchgeführt (zum Beispiel Testbatterie zur Aufmerksamkeitsprüfung, TAP, oder Testbatterie für Wahrnehmungs- und Aufmerksamkeitsfunktionen, WAF). Aber auch nicht computerisierte Tests erlauben eine Überprüfung grundlegender Aufmerksamkeitsleistungen (zum Beispiel Zahlenspanne) und psychomotorischer Geschwindigkeit (zum Beispiel Farb-Wort-Interferenztest).

4.3.2.2 Gedächtnis

CVLT oder SRT als nützliche Gedächtnistests im Anschluss an das Screening

Im Rahmen der Vorstellung der bei MS empfohlenen Screeningverfahren wurde bereits auf den CVLT und den SRT eingegangen. Es wurde erwähnt, dass beide vermutlich nicht exakt dasselbe Konstrukt erfassen. Dies hängt vermutlich mit Unterschieden im Bereich der Präsentation, Instruktion und Listenlänge, aber auch mit dem möglichen Einsatz von Lernstrategien und Mnemotechniken zusammen. Insofern kann es ratsam sein, in der ausführlichen Testbatterie den jeweiligen Test anzuschließen, welcher nicht bereits im Screening durchgeführt wurde. Da es jedoch erfahrungsgemäß von Seiten der Patientin häufig zu Verwechslungen kommt, wenn in kurzem Abstand zueinander zwei Wortlisten gelernt werden sollen, sollte möglichst Sorge getragen werden, dass nicht beide Tests am selben Tag durchgeführt werden.

VLMT als mögliche Alternative für den CVLT

Sofern der CVLT nicht zur Verfügung stehen sollte, kann ersatzweise auch der Verbale Lern- und Merkfähigkeitstest (VLMT; Helmstaedter, Lendt & Lux, 2001) zum Einsatz kommen, da es Hinweise darauf gibt, dass beide im

Zusammenhang mit MS einen vergleichbaren prognostischen Wert haben (Penner et al., 2015). Allerdings ist auch hier darauf hinzuweisen, dass beide vermutlich im Rahmen des Listenlernens diskret unterschiedliche Aspekte erfassen. Ebenfalls kann als Alternative zum Lernen von Wortlisten auch das Lernen und Abrufen kurzer Geschichten, wie zum Beispiel in der WMS durch die Untertests Logisches Gedächtnis I & II instrumentalisiert, als Parameter für die Gedächtnisleistung herangezogen werden.

Ebenso gilt für den BVMT, der auch bereits im Rahmen der Screenings angesprochen wurde, dass er zur Erfassung des nonverbalen Neugedächtnisses durchgeführt werden sollte, sofern er nicht bereits im Screening durchgeführt wurde. Als Ergänzung hierzu bietet sich zum Beispiel die komplexe Rey-Figur (ROCF; Rey, 1941; Shin, Park, Park, Seol & Kwon, 2006) oder deren Parallelformen (zum Beispiel Taylor-Figur) an, da diese neben visuo-perzeptiven, visuo-konstruktiven und handlungsplanerischen Elementen insbesondere in der Bedingung des verzögerten Abrufs vor allem nonverbale Neugedächtnisleistungen erfassen. Allerdings ist aufgrund der Konfundierungen mit zahlreichen anderen Aspekten geistiger Leistungsfähigkeit davon abzusehen, die Rey-Figur als einzigen Parameter nonverbaler Neugedächtnisleistungen in die Testbatterie aufzunehmen.

Nonverbale Gedächtnistestung mithilfe der komplexen Rey-Figur

Das Wichtigste auf einen Blick

Neben der ergänzenden Erfassung verbaler Gedächtnisleistungen (zum Beispiel Untertests Logisches Gedächtnis I & II der WMS) können zusätzlich nonverbale Gedächtnisleistungen mittels des Brief Visuospatial Memory Test (BVMT) oder der komplexen Rey-Figur im Anschluss an ein Screening erfasst werden.

4.3.2.3 Exekutivfunktionen

Exekutivfunktionen wie planerisches Denken, Arbeitsgedächtnis oder Produktivität wurden in der Vergangenheit bei MS zunächst als unbeeinträchtigt angesehen. Die Ergebnisse verschiedener Studien sorgten hier jedoch für ein Umdenken, sodass aktuell davon ausgegangen wird, dass auch Exekutivfunktionen bei MS relativ häufig beeinträchtigt sind (DeSousa, Albert & Kalman, 2002; Drew, Tippett, Starkey & Isler, 2008; Hildebrandt, Brokate, Lanz, Ternes & Timm, 2003). Dies ist insofern nachvollziehbar, als viele Tests für Exekutivfunktionen wie der Stroop-Test, Planungstests, Tests zur verbalen oder nonverbalen Produktivität (bzw. fluency) oder auch der PASAT als besonders abhängig von intakter kortiko-kortikaler Interkonnektivität sind. Die Aufgaben erfordern in der Regel nicht nur eine durch das Frontalhirn vermittelte Bearbeitung, sondern bedürfen auch der Rekrutierung frontothalamischer Regelkreise und von Netzwerken von Frontal-, Parietal- und

Abhängigkeit der Exekutivfunktionen von kortikaler Interkonnektivität

Temporallappen sowie den Basalganglien. Entsprechend indikativ sind solche Tests bei der Diagnostik kognitiver Defizite bei MS, wobei die augenscheinliche Konfundierung der Exekutivfunktionen mit der Informationsverarbeitungsgeschwindigkeit bei der Interpretation der Ergebnisse berücksichtigt werden sollte.

Als besonders aussagekräftig hat sich in diesem Zusammenhang, wie bereits erwähnt, der PASAT erwiesen. Sollte dieser nicht bereits im kognitiven Screening zum Einsatz gekommen sein, empfiehlt sich dessen Durchführung im Laufe der ausführlichen Testung der Exekutivfunktionen. Da der PASAT jedoch für manche Patientinnen eine Überforderung darstellt, stehen einige Alternativen zur Verfügung. Es gibt einige Hinweise darauf, dass der Fünf-Punkt-Test (FPT; Regard, Strauss & Knapp, 1982), ein Verfahren zur Erfassung der nonverbalen Produktivität, im Vergleich zum PASAT einen ähnlichen prognostischen Wert hat (Hansen et al., 2016). Besonders empfiehlt sich bei der Durchführung des FPT auch eine qualitative Auswertung mittels Analyse von Strategienutzung und Repetitionszahl (Goebel, Fischer, Ferstl & Mehdorn, 2009). Um auch die verbale Produktivität abzudecken, sollte der Regensburger Wortflüssigkeitstest (RWT) oder ein vergleichbares Verfahren durchgeführt werden. Solche Wortflüssigkeitstests können zurecht als ausgesprochen aussagekräftige Verfahren bei der neuropsychologischen MS-Diagnostik angesehen werden, was durch eine erhebliche Menge an Studiendaten belegt wird (Briken et al., 2014; Brissart et al., 2013; Heesen et al., 2010). Daneben gilt der Wisconsin-Card-Sorting-Test (WCST; Heaton, Chelune, Curtiss, Kay & Talley, 1993) als eines der am meisten beforschten und validierten Diagnostikverfahren bei MS. Bereits Arnett et al. (1994) fanden Belege für einen Zusammenhang zwischen allgemeiner Läsionslast und Abschneiden beim WCST, und an dieser Einschätzung hat sich im Lauf der letzten Jahre wenig geändert. Allerdings muss erwähnt werden, dass der WCST aufgrund seiner Komplexität sowohl in der Durchführung als auch in der Auswertung recht zeitaufwändig ist und daher leicht den Rahmen auch einer ausführlichen Diagnostik überschreiten kann. Aus diesem Grund empfahl eine Expertinnenkommission (Benedict et al., 2002) stattdessen die Durchführung einer verkürzten und leicht modifizierten Variante des WCST, welche sich als Sorting-subtest im Delis-Kaplan Executive Function System (D-KEFS; Delis, Kaplan & Kramer, 2001) findet.

Eine Alternative zum PASAT stellt der FPT dar

Hohe Bedeutung von verbalen Produktivitätstests

Hoher Zusammenhang zwischen WCST-Testergebnissen und allgemeiner Läsionslast

Darüber hinaus existiert eine Vielzahl von Verfahren, welche andere Aspekte der Exekutivfunktionen erfassen und je nach spezifischer Fragestellung oder mutmaßlich beeinträchtigten Teilleistungen bei MS zum Einsatz kommen können. Einige dieser Verfahren, welche sich jeweils bereits im MS-Kontext bewährt haben, werden in Abbildung 5 dargestellt.

Das Wichtigste auf einen Blick

Zur Erhebung exekutiver Funktionen eignen sich neben dem Paced Auditory Serial Addition Task (PASAT) zusätzlich der Fünf-Punkt-Test (FPT) und der Regensburger Wortflüssigkeitstest (RWT) im Sinne von Produktivitätsaufgaben. Optional kann zusätzlich auf den Wisconsin Card Sorting Test (WSCT) zurückgegriffen werden.

4.3.2.4 Visuo-räumliche Funktionen

Eine Zeit lang wurde davon ausgegangen, dass Defizite im Bereich visuo-räumlicher Funktionen eines der Kardinalsymptome kognitiver Dysfunktionen bei MS darstellen könnten (Rao, Leo, Bernardin & Unverzagt, 1991). Diese Fehleinschätzung ist nachvollziehbar, da viele Patientinnen mit MS unter einer Beeinträchtigung ihrer Sehfähigkeit aufgrund einer Inflammation im Bereich des Sehnervs leiden (Jasse et al., 2013). In vielen Fällen handelt es sich dabei um die initiale Symptomatik, welche in Extremfällen zu temporärer teilweiser oder völliger Blindheit führen kann. In der Folge erweisen sich dann auch solche Funktionen als beeinträchtigt, welche als Grundvoraussetzung eine intakte visuelle Wahrnehmung erfordern. Allerdings bedeutet dies nicht, dass üblicherweise visuo-räumliche Wahrnehmungsleistungen beeinträchtigt wären (Olivares et al., 2005). Dennoch ist es vermutlich so, dass bei einigen schwereren Verläufen der MS auch spezifische visuo-räumliche Wahrnehmungsleistungen betroffen sein können, wie eine anschauliche Studie von Gil Moreno et al. (2013) verdeutlicht. Um dies in die richtigen Relationen zu setzen, sollte jedoch erwähnt werden, dass es sich hierbei um einen Anteil deutlich unterhalb von 10 % aller Patientinnen mit MS handeln dürfte, was bereits aus dem geringen Anteil an betroffenen Patientinnen in der Studie von Moreno et al. (Gil Moreno et al., 2013) deutlich wird. Da dieser Funktionsbereich jedoch nicht außer Acht gelassen werden sollte, kann die orientierende Untersuchung visuo-räumlicher Funktionen bei MS als indiziert und angemessen angesehen werden. Eine Expertinnenkommission (Benedict et al., 2002) empfiehlt hierfür eine Kurzform des Tests Judgment of Line Orientation (JLO; Benton, 1994). Sollte sich der Anfangsverdacht einer tiefgreifenden Störung visuo-räumlicher Funktionen ergeben, empfiehlt sich darüber hinaus die Anwendung differenzierterer Verfahren wie zum Beispiel einiger Untertests aus der Visual Object and Space Perception Battery (VOSP; Warrington & James, 1991), oder gegebenenfalls der gesamten Testbatterie. Sollten sich darüber hinaus Hinweise auf eine Beeinträchtigung grundlegender visueller Wahrnehmungsfunktionen ergeben, empfiehlt sich eine augenärztliche oder orthoptistische Expertise.

Eine Beeinträchtigung der Sehfähigkeit sollte bei der Untersuchung visuo-räumlicher Funktionen berücksichtigt werden

JLO zur Feststellung visuo-räumlicher Beeinträchtigungen

Das Wichtigste auf einen Blick

Generell ist die Beeinträchtigung visuo-räumlicher Funktionen bei MS eher selten zu beobachten. Zur orientierenden Überprüfung eignet sich die Kurzform des Tests Judgment of Line Orientation (JLO) und zur differenzierteren Erfassung beispielweise Untertests aus der Visual Object and Space Perception Battery (VOSP).

4.3.2.5 Zusammenfassung

Es ergibt sich ein zweiteiliges Vorgehen bei der neuropsychologischen Diagnostik von Patientinnen mit MS, welches in ähnlicher Form von verschiedenen Autorinnen vorgeschlagen wurde (vgl. Abbildung 5; Langdon, 2010; Portaccio et al., 2009). Die ausführliche Testung wurde anschließend von einer Expertinnenkommission konstruiert (Benedict et al., 2002) und jüngst von Hansen & Lautenbacher (2017) in der abgebildeten Form modifiziert. Zunächst wird im Rahmen eines orientierenden Screeningverfahrens über das Vorliegen oder die Abwesenheit kognitiver Defizite entschieden. Die zur Verfügung stehenden Screenings tragen dabei der Tatsache Rechnung, dass MS eine Erkrankung ohne spezifisches Defizitprofil ist, wobei besonderes Augenmerk auf das mutmaßlich hervorstechende Symptom der Beeinträchtigung der Informationsverarbeitungsgeschwindigkeit gelegt wird. Sollten diese orientierenden Verfahren auffällige Befunde produzieren, sollte in einem zweiten Schritt eine ausführliche neuropsychologische Untersuchung durchgeführt werden. Da es sich um Screeningverfahren handelt und somit Fehler 2. Ordnung besonders zu vermeiden sind, während Fehler 1. Ordnung gegebenenfalls in der ausführlichen Testung relativiert werden, empfiehlt sich im Übrigen das Anlegen eines strengen statistischen Kriteriums. Wir empfehlen: Als auffällig im Screening sollte angesehen werden, wer in einem oder mehr der durchgeführten Verfahren mehr als eine Standardabweichung unter dem Mittelwert liegt. Unter diesen Bedingungen schneiden regelmäßig etwa 50 % aller orientierend befundeten Patientinnen mit auffälligen Ergebnissen ab (Benedict et al., 2006; Bobholz & Rao, 2003; Hansen et al., 2015, 2016).

Einem auffälligen Ergebnis im Screening sollte eine ausführliche neuropsychologische Diagnostik folgen

In der ausführlichen Testung sollte dann auf möglichst alle bei MS potenziell beeinträchtigten Leistungsbereiche eingegangen werden, um ein differenziertes diagnostisches Gesamtbild zu erhalten. Dabei sollten die Bereiche Aufmerksamkeit, Gedächtnis, Exekutivfunktionen und visuo-räumliche Wahrnehmung erfasst werden. Eine kurze Übersicht über die hierfür geeigneten Verfahren findet sich in den vorherigen Abschnitten. Sollen spezifische Fragestellungen beantwortet werden, ist gegebenenfalls die Hinzufügung weiterer Verfahren erforderlich. Spezifische Fragestellungen können die Beurteilung bestimmter Teilleistungsstörungen umfassen, aber auch Fragen nach der All-

In der ausführlichen Testung sollten die Domänen Aufmerksamkeit, Gedächtnis, Exekutivfunktionen und visuo-räumliche Wahrnehmung untersucht werden

tagsrelevanz kognitiver Beeinträchtigungen, zum Beispiel im Kontext der beruflichen Wiedereingliederung, gutachterlicher Fragestellungen oder im Zusammenhang mit Fahreignung. Einige dieser optionalen Verfahren finden sich auch in Abbildung 5, wobei hier nicht der Versuch einer erschöpfenden Auflistung unternommen werden soll.

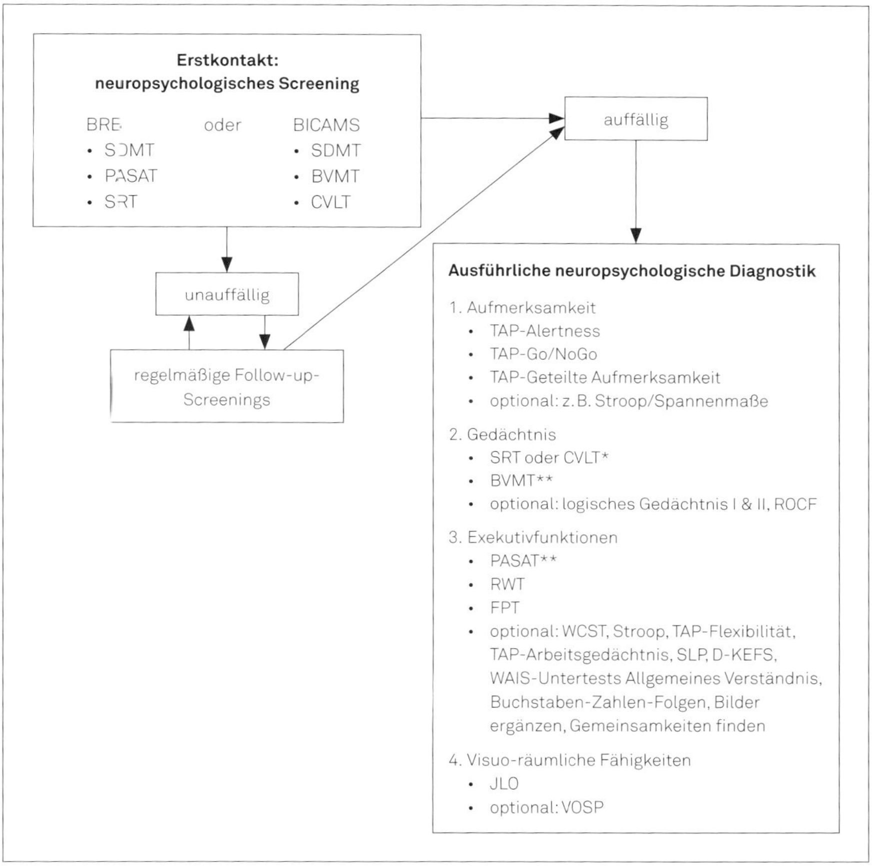

Anmerkungen: BICAMS: Brief International Assessment for Multiple Sclerosis, BRB: Brief Repeatable Battery, BVMT: Brief Visuospatial Memory Test, CVLT: California Verbal Learning Test, D-KEFS: Delis-Kaplan Executive Function System, FPT: Fünf-Punkt-Test, JLO: Judgment of Line Orientation, PASAT: Paced Auditory Serial Addition Test, ROCF: Rey-Osterrieth Complex Figure Test, RWT: Regensburger Wortflüssigkeitstest, SDMT: Symbol Digit Modalities Test, SLP: Standardisierte Link'sche Probe, SRT: Selective Reminding Test, TAP: Testbatterie zur Aufmerksamkeitsprüfung, VOSP: Visual Object and Space Perception Battery, WAIS: Wechsler Adult Intelligence Scale, WCST: Wisconsin Card Sorting Test (* entweder SRT oder CVLT, abhängig davon, was im Screening bereits bearbeitet wurde. ** sofern nicht bereits im Screening bearbeitet)

Abbildung 5: Vorgeschlagenes Vorgehen für die neuropsychologische Diagnostik bei MS nach Hansen und Lautenbacher (2017)

Regelmäßige Verlaufskontrollen werden auch bei unauffälligen Screeningergebnissen empfohlen

Sofern das kognitive Screening unauffällig bleibt, empfiehlt sich aufgrund des progredienten Charakters der Erkrankung dennoch die Durchführung von regelmäßigen neuropsychologischen Verlaufskontrollen. Wie eingangs bereits erwähnt, ist hier laut Leitlinien ähnlich wie im Bereich der Bildgebung ein jährliches Intervall empfehlenswert. Bei subjektiven Beschwerden oder augenscheinlichen neuropsychologischen Beeinträchtigungen empfiehlt es sich, gegebenenfalls direkt zur Durchführung einer ausführlichen Diagnostik überzugehen.

4.4 Weitere Aspekte neuropsychologischer Diagnostik bei MS

Bisher wurde ein grundlegendes Schema vorgestellt, anhand dessen eine neuropsychologische Diagnostik bei MS durchgeführt werden kann. Neben dem Vorliegen kognitiver Defizite muss jedoch auch eine Reihe weiterer Variablen in Betracht gezogen werden, welche sich abträglich auf die kognitive Leistungsfähigkeit auswirken können. Zunächst sollte der Einfluss affektiver Parameter beachtet werden. Depressionen treten gehäuft bei MS auf. Die Prävalenzangaben dürften bei ca. 24 % und somit höher als im gesamtgesellschaftlichen Durchschnitt liegen (Marrie et al., 2015). Daneben können depressive Symptome im Rahmen einer Anpassungsstörung, zum Beispiel als Folge der Diagnosestellung oder aufgrund kritischer Lebensereignisse auftreten. Auch ist das Auftreten organisch affektiver Störungen als pathophysiologische Konsequenz der MS denkbar. Es scheint dabei ein Zusammenhang zwischen der Schwere der MS-Symptome und der Ausprägung der depressiven Symptome zu bestehen (Chwastiak et al., 2002). Als Erklärungs- und Aufrechterhaltungsmodell sei hier auf einen „Teufelskreis" aus stresshaften Lebensereignissen und einem Voranschreiten der Krankheitsaktivität verwiesen, welcher durch fehlende soziale Unterstützung und unvorteilhafte Copingstrategien wie gering ausgeprägtem Selbstwirksamkeitserleben und subjektivem Kontrollverlust begünstigt wird (Penner, 2009).

Teufelskreis zwischen Depressivität und MS-Symptomen

Wie hinlänglich bekannt ist, wirkt sich eine Depression bisweilen auch negativ auf die kognitive Leistungsfähigkeit aus (Beblo & Lautenbacher, 2006). Gerade im Zusammenhang mit MS haben verschiedene Autorinnen Untersuchungen über den Zusammenhang zwischen Depression und Kognition angestellt (Arnett, 2005; Arnett, Barwick & Beeney, 2008; Krupp & Elkins, 2000). Die Mehrzahl dieser Studien legt zumindest einen nachweisbaren Einfluss von Depressivität auf die Testleistung nahe. Neben einer gründlichen Anamneseerhebung können hier auch Fragebogenverfahren zum Einsatz kommen, um das subjektive Erleben der Patientin zu erfassen. Dabei sollte aufgrund der Konfundierung mit somatischen Beschwerden im Rahmen der

Primärerkrankung davon abgesehen werden, solche Fragebögen durchzuführen, welche somatische Symptome in den Vordergrund stellen. Ein Beispiel hierfür wäre das Beck'sche Depressions-Inventar (BDI; Beck, Steer & Brown, 1996). Geeigneter im Zusammenhang mit MS wäre beispielsweise die Allgemeine Depressionsskala (ADS; Hautzinger, Bailer, Hofmeister & Keller, 2012).

ADS als empfohlener Fragebogen zur Feststellung depressiver Symptomatik bei MS

Ein weiterer wichtiger Parameter, der sich negativ auf die kognitive Leistungsfähigkeit auswirken kann, ist wie bereits erwähnt die kognitive Fatigue-Symptomatik (Kern & Ziemssen, 2009). Auch hier erlauben Fragebogenverfahren wie das Würzburger Erschöpfungsinventar (WEIMuS; P. Flachenecker, König, Meissner, Müller & Riekmann, 2008) und die Fatigue Scale for Motor and Cognitive Functions (FSMC; Penner et al., 2009) über die Verhaltensbeobachtung und Anamnese hinaus eine Einschätzung des subjektiven Erlebens der Patientin. Beide Verfahren haben überdies den Vorteil, dass sie zwischen somatischer und kognitiver Fatigue differenzieren. Verlaufstestungen – insbesondere von Aspekten der Aufmerksamkeitsintensität im Tagesverlauf – stellen eine Möglichkeit zur Objektivierung der Fatigue dar, sollten jedoch zurückhaltend interpretiert werden, da sich hier in der Vergangenheit bezüglich der Zusammenhänge zwischen subjektiven Beschwerdeangaben und objektivierbarer Testleistung widersprüchliche Ergebnisse fanden (Bryant et al., 2004; Morrow, Rosehart & Johnson, 2015; Paul, Beatty, Schneider, Blanco & Hames, 1998). Als denkbare Erklärungen für diese nicht eindeutige Befundlage kommen Übungseffekte bei der Testdurchführung ebenso infrage wie die Tatsache, dass die Fatigue in einigen Fällen durch hohe Motivation bzw. Überkompensation für einen begrenzten Zeitraum überwindbar ist. Auch Aspekte der Persönlichkeit, der Krankheitsbewältigung und der Wahrnehmung der eigenen Erkrankung dürften eine Rolle spielen (vgl. auch Penner, 2009). Obwohl bisher kein belastbarer Zusammenhang zwischen subjektiver kognitiver Fatigue und objektivierbarer kognitiver Testleistung hergestellt werden konnte, stellt die subjektive Fatigue-Symptomatik doch einen wichtigen Aspekt der Alltagsbelastung durch die Erkrankung dar und sollte deshalb berücksichtigt werden. Umso wichtiger erscheint in diesem Punkt eine ausführliche Erhebung der subjektiven Beschwerdeangaben, da sich hierdurch ein Einfluss auf Aktivitäten des täglichen Lebens und Teilhabe ermitteln lässt, welcher für die sozialmedizinische Beurteilung ebenfalls von Relevanz ist. Hierfür sollte im Anamnesegespräch entsprechender Stellenwert eingeräumt werden, da neben dem subjektiven Leidensdruck auch Informationen über tagesform- oder tageszeitabhängige Symptomverläufe, mögliche externe Auslöser wie Stress oder Hitze (Uhthoff-Phänomen) oder – bei plötzlich auftretenden Symptomverschlechterungen – Hinweise auf eine mögliche akute Exazerbation erhoben werden können. Vor dem Hintergrund dieser Zielsetzungen kann auch das Führen eines Fatigue-Tagebuches als sinnvoll erachtet werden, welches sich heute auch in digitaler Form zum Beispiel als App für das Smartphone findet (Cohen, 2018).

Fragliche Aussagekraft von Instrumenten zur Fatigue-Diagnostik

Die Einschränkung der Lebensqualität durch Fatigue verlangt insbesondere die Berücksichtigung subjektiver Beschwerden

Aufgrund der teilweisen Überschneidung der Symptome der Fatigue als Krankheitssymptom und der Depression als begleitende Erkrankung ist eine Differenzierung zwischen diesen beiden nicht immer leicht. So lassen sich Ermüdbarkeit, Erschöpfbarkeit und Antriebslosigkeit sowohl der Fatigue als auch der Depression zuordnen. Patientinnen mit MS und Depression schätzen ihren Krankheitszustand dabei im Vergleich zu Patientinnen ohne begleitende Depression schlechter ein und nehmen kognitive Beeinträchtigungen subjektiv stärker wahr (Smith & Young, 2000). Eine genaue Differenzierung erfordert jedoch die Beobachtung der Symptome über die Zeitachse, gegebenenfalls auch unter dem Einfluss antidepressiver – medikamentöser oder therapeutischer – Intervention.

Mangelnde Abgrenzbarkeit von Depression und Fatigue

Daneben können auch die im Rahmen der Schädigung des ZNS auftretenden Beeinträchtigungen von Sehfähigkeit und Feinmotorik einen erheblichen Einfluss auf die Testleistung in einzelnen Verfahren haben. Hier ist es Aufgabe der Diagnostikerin, der Patientin die Durchführung unnötiger, weil nicht sinnvoll interpretierbarer Testverfahren zu ersparen. Zum Beispiel lässt sich für viele der möglicherweise bei MS beeinträchtigten Domänen ein Testverfahren finden, welches unabhängig von feinmotorischen Fähigkeiten ist. Lediglich den SDMT durchzuführen, ist in der Regel aussagekräftiger, als eine schwer ataktische Patientin die TAP bearbeiten zu lassen. Eine Objektivierung feinmotorischer Fähigkeiten wird beispielsweise durch die Durchführung von Steckbrettaufgaben wie dem bereits erwähnten 9HPT ermöglicht. Im Gegensatz dazu lassen sich MS-bedingte Veränderungen der Sehfähigkeit nicht immer ohne weiteres quantifizieren. Auch verdient die Störungswahrnehmung als separater Punkt Erwähnung: Wie bei vielen neurologischen Erkrankungen kann auch bei Patientinnen mit MS die Wahrnehmung (Awareness) oder die Akzeptanz eigener Beeinträchtigungen eingeschränkt sein. Eine Konfrontation mit bisher verleugneten, nicht wahrgenommenen oder anderweitig nicht als alltagsrelevant erlebten kognitiven Beeinträchtigungen kann in solchen Fällen auch als negativ erlebt werden und zu einer Abwehrhaltung führen. Die Erfassung der Störungswahrnehmung sollte in jedem Fall auch Bestandteil der neuropsychologischen Diagnostik sein (Gauggel, 2016). Zuletzt soll auch der Einfluss der zur MS-Behandlung verordneten Medikation auf die kognitive Leistungsfähigkeit genannt werden. Was die immunmodulierenden Basistherapien anbelangt, gibt es keine Befunde, die auf einen negativen Effekt auf die Kognition hinweisen. Im Gegenteil scheinen sich einige Basistherapien sogar positiv auf die geistige Leistungsfähigkeit auszuwirken, wie im kommenden Abschnitt noch besprochen wird (siehe Kapitel 5.5). Als Medikation bei akuten Schubereignissen und insbesondere bei chronisch progredienten Verlaufsformen kommt jedoch häufig die Kortisonstoßtherapie zum Einsatz, deren reversible negative Auswirkungen auf die Kognition gut dokumentiert sind (Oliveri et al., 1998; Uttner et al., 2005). Der vollständige Wash-out kann bis zu vier Wochen in Anspruch nehmen, so-

Herausfordernde Testbedingungen durch Einschränkungen der Sehfähigkeit und Motorik

Die Ausprägung der Awareness MS-bedingter Einschränkungen sollte in der Diagnostik Berücksichtigung finden

Die negativen Effekte einer Kortisonstoßbehandlung auf die Kognition können bis zu vier Wochen andauern

dass in dieser Zeit idealerweise von der Durchführung einer neuropsychologischen Untersuchung Abstand genommen werden sollte bzw. die unter Kortison erbrachten Ergebnisse neuropsychologischer Untersuchungen entsprechend zurückhaltend interpretiert werden sollten.

Das Wichtigste auf einen Blick

Keinesfalls zu vernachlässigen ist die nähergehende Erfassung der Depressivität. Im Zusammenhang mit MS eignet sich hierfür vor allem die Allgemeine Depressionsskala (ADS), bei Bedarf kann allerdings auch auf das Beck'sche Depressions-Inventar (BDI) zurückgegriffen werden. Zur Erhebung von Fatigue sind neben Fragebogendaten (zum Beispiel Würzburger Erschöpfungsinventar bei Multipler Sklerose, WEIMuS; Fatigue Scale for Motor and Cognitive Functions, FSMC) vor allem die subjektiven Angaben der Patientin zu berücksichtigen. Daneben sollten außerdem Beeinträchtigungen der Sehfähigkeit und der Feinmotorik, aber auch die Störungswahrnehmung sowie die aktuelle Medikation der Patientin im Auge behalten werden.

4.5 Neuropsychologische Diagnostik im Zusammenhang mit Fahreignung

Obwohl die Krankheit MS keine besondere Erwähnung in der Fahrerlaubnisverordnung findet, sind die zahlreichen körperlichen und kognitiven Beeinträchtigungen, die möglicherweise bei MS auftreten können, selbstverständlich auch ein potenzieller Hinderungsgrund zum Führen eines Kraftfahrzeugs. Da insbesondere die Informationsverarbeitungsgeschwindigkeit sich bei MS als häufig beeinträchtigt erweist, muss dieser Bereich der Diagnostik besondere Beachtung finden, während zum Beispiel Gedächtnisleistungen eher eine untergeordnete Rolle bei der Beurteilung der Fahreignung bei MS spielen dürften. Resultierende Auflagen und Beschränkungen könnten das Fahren zum Beispiel auf einen bestimmten Bereich um den Wohnort herum begrenzen. In jedem Fall stellt eben jene Gruppe der Patientinnen mit MS ein Problem bei der Beurteilung dar, welche nur leichte oder mäßige kognitive Beeinträchtigungen aufweist. Hier empfiehlt sich eine möglichst ganzheitliche Bewertung somatischer und psychischer Eigenschaften. Eine Patientin mit leicht defizitären Leistungen im Bereich der basalen Aufmerksamkeit sollte beispielsweise sicher nicht ausschließlich aufgrund ihrer Ergebnisse in computergestützten Aufmerksamkeitsverfahren beurteilt werden. Vielmehr dürfte zum Beispiel auch die MS-typische Fatigue bei der Beurteilung eine Rolle spielen. Ist diese im Tagesverlauf schwankend oder gibt es darüber hinaus tagesformabhängige Schwankungen? Ist die Daueraufmerksamkeit gegeben? Wie ist es um die Einsichtsfähigkeit der Patientin bestellt? Sind ein

Beurteilung von Patientinnen mit leichten bis mäßigen kognitiven Einschränkungen

adäquates Störungsbewusstsein und eine angemessene Steuerungsfähigkeit vorhanden, um ihren eigenen Zustand korrekt einzuschätzen und gegebenenfalls vom Führen eines KFZ abzusehen? Vielleicht mehr noch als bei anderen neurologischen Erkrankungen sollte in grenzwertigen Fällen auf eine umfassende Aufklärung der Patientin gesetzt werden, um ihre verantwortungsvolle Mitarbeit zu gewährleisten. Körperliche Hinderungsgründe wie Paresen oder Ataxien sowie die visuellen Wahrnehmungsstörungen stellen darüber hinaus oft Ausschlusskriterien dar und sollten von einer qualifizierten Neurologin bewertet werden. Im Zweifel kann die Durchführung einer praktischen Fahrverhaltensprobe bei einer mit den besonderen Eigenschaften neurologischer Patientinnen vertrauten Fahrschule als sinnvoll angesehen werden. Eine gute Übersicht zu diesem Thema findet sich bei Küst und Dettmers (2014). Ebenso sei auf den Band „Fahreignung bei neurologischen Erkrankungen" aus der Reihe Fortschritte der Neuropsychologie verwiesen (Niemann & Hartje, 2016).

Das Wichtigste auf einen Blick

Zur Beurteilung der Fahreignung müssen verschiedene Faktoren der körperlichen und kognitiven Leistungsfähigkeit ganzheitlich Berücksichtigung finden. Von besonderer Relevanz erscheinen in diesem Zusammenhang insbesondere die Informationsverarbeitungsgeschwindigkeit, Fatigue-Beschwerden, Daueraufmerksamkeit, Einsichtsfähigkeit und körperliche Einschränkungen wie zum Beispiel Ataxien. Zusätzlich kann eine praktische Fahrverhaltensprobe Aufschluss über bestehendes Kompensationspotenzial geben.

5 Neuropsychologische Therapie bei MS

Während die neuropsychologische Forschung zu MS-spezifischer Diagnostik in den vergangenen Jahrzehnten recht differenzierte Ansätze und eine Vielzahl an Studiendaten zutage förderte, sind im Bereich der neuropsychologischen Therapie noch viele Fragen offen. Immerhin: Während eine Review-Studie aus dem Jahr 2008 noch ernüchternd konstatierte, dass im Bereich der Rehabilitation kognitiver Defizite bei MS erheblich größere Anstrengungen und methodisch einwandfreiere Arbeiten nötig seien, um die Effizienz einzelner Therapiemaßnahmen beurteilen zu können (O'Brien, Chiaravalloti, Goverover & Deluca, 2008), kommt ein Follow-up zu dieser Übersicht aus dem Jahr 2018 zu einem etwas positiveren Ergebnis (Goverover, Chiaravalloti, O'Brien & DeLuca, 2018). So attestiert das Follow-up einen erheblichen Sprung in der Anzahl und auch in der methodischen Güte der zu berücksichtigenden Studien. Gleichzeitig wird jedoch immer noch darauf verwiesen, dass es bisher für kaum einen der untersuchten Therapieansätze hinreichend qualifizierte Untersuchungen gibt, welche deren Nutzen im Zusammenhang mit MS statistisch einwandfrei belegen würden. Während die Übersichtsarbeit von 2008 lediglich 16 Therapiestudien identifizieren konnte, konnte die Arbeit aus 2018 nur für den Zeitraum von 2008 bis 2017 insgesamt 40 relevante Studien identifizieren. Dies zeigt deutlich, dass die Suche nach wirksamen neuropsychologischen Therapieansätzen bei MS auch international vermehrt betrieben wird. Im folgenden Abschnitt sollen einige vielversprechende Therapieansätze beschrieben werden. Im Anschluss werden die Evidenzen für die besprochenen Verfahren kritisch gegenübergestellt.

Mangelnde Evidenzbasierung der Therapieansätze

5.1 Neuropsychologische Therapie der Aufmerksamkeits- und Arbeitsgedächtnisfunktionen

Bereits seit einigen Jahren zirkulieren eine Vielzahl kognitiver Trainingsprogramme, welche in der einen oder anderen Form ein Training für Aufmerksamkeits- und Gedächtnisfunktionen anbieten. Während sich einige Entwicklerinnen dabei zumindest die Mühe geben, den Eindruck einer wissenschaftlichen Validierung zu vermitteln, handelt es sich bei frei verfügbaren Programmen häufig um eine Ansammlung von Aufgaben ohne erkennbare theoretische Fundierung. Selbst bei den hochwertigeren Programmen wie RehaCom oder CogniPlus, welche sich im deutschsprachigen Raum unter Neuropsychologinnen einer großen Beliebtheit erfreuen, muss konstatiert werden, dass eine wissenschaftliche Validierung der Unterprogramme bestenfalls post-hoc stattgefunden hat. Insofern ist die Anwendung solcher PC-gestützten Programme für ein unspezifisches kognitives Training sicher unbedenklich. Da wir aber unter anderem den Anspruch an unsere Therapie stellen, möglichst spezifisch zu behandeln, stellt sich in vielen Fällen die Frage, ob wir mit einem bestimmten Unterprogramm wirklich die beschriebene Teilleistung trainieren oder doch nur ein unspezifisches Training anbieten. Diese kritischen Überlegungen zu PC-gestütztem Training sollte jede Neuropsychologin im Hinterkopf behalten, wobei diese unabhängig vom Störungsbild Gültigkeit besitzen.

Frage der Spezifität ausgewählter computergestützter Trainingsprogramme

Die überwiegende Mehrzahl der verfügbaren Studien zum kognitiven Training bei MS widmet sich der PC-gestützten Therapie. Vornehmlich werden hierbei Komponenten von Aufmerksamkeits- und Arbeitsgedächtnisleistungen trainiert. Die Tatsache, dass hierbei vor allem die Trainingsprogramme einer einschlägigen Anbieterin evaluiert wurden, sollte jedoch nicht darüber hinwegtäuschen, dass unserer Meinung nach eine gewisse Generalisierbarkeit auf andere im deutschsprachigen Raum verfügbare Programme gegeben sein dürfte.

Cerasa et al. (2013) untersuchten die Trainingserfolge von 13 Patientinnen mit MS, die mit RehaCom ihre Aufmerksamkeitsfunktionen trainierten, im Vergleich zu 13 Patientinnen, die ein unspezifisches computerisiertes Trainingsprogramm absolvierten. In der RehaCom-Gruppe wurden die Aufgaben „Aufmerksamkeit und Konzentration", „Geteilte Aufmerksamkeit" und „Vigilanz" bearbeitet. Die Kontrollgruppe bearbeitete eine Aufgabe zur visuomotorischen Koordination. Teilnehmer beider Gruppen trainierten zweimal pro Woche über den Verlauf von sechs Wochen am heimischen PC. In beiden Gruppen wurden jeweils vor und nach der Intervention neuropsychologische Testungen durchgeführt. Es zeigte sich, dass die spezifische Intervention der unspezifischen Intervention hinsichtlich der Verbesserung kognitiver Leistungen überlegen war: Während sich in beiden Gruppen Verbesserungen im Bereich der Aufmerksamkeitsintensität zeigten, war die Verbesserung in Aufgaben zur Aufmerksamkeitsselektivität in der Experimentalgruppe deutlicher ausgeprägt.

Filippi, Riccitelli et al. (2012) fanden bei einer kleinen Stichprobe ($n = 10$) von Patientinnen mit MS im Vergleich zu einer Kontrollgruppe nach einem spezifischen Training höherer Aufmerksamkeitsfunktionen und planerischer Fähigkeiten mittels der RehaCom-Unterprogramme „Geteilte Aufmerksamkeit I" und „Plan a Day" im Rahmen bildgebender Analysen eine höhere Aktivierung assoziierter anatomischer Strukturen der Frontallappen bei der Bearbeitung eines Stroop-Paradigmas. Das neuropsychologische Training fand regelmäßig über die Dauer von 12 Wochen statt.

Amato et al. (2014) teilten ihre Studienpatientinnen mit MS in eine Gruppe, die ein spezifisches Aufmerksamkeitstraining (Attention Processing Training: APT) erhielt, und eine unspezifische Trainingsgruppe. Das APT ist ein PC-gestütztes Inventar verschiedener Aufgaben zu den einzelnen Aspekten selektiver Aufmerksamkeit. Eine deutsche Version existiert bis dato nicht. Das unspezifische Training bestand aus einer Reihe von Übungen wie dem Lesen von Zeitungsartikeln und dem Erstellen von Bildbeschreibungen. Beide Interventionen wurden als Heimtraining zweimal wöchentlich für die Dauer von einer Stunde über den Zeitraum von drei Monaten durchgeführt. Für beide Gruppen zeigte sich sowohl direkt nach der Intervention als auch zum dreimonatigen Follow-up-Zeitpunkt eine Verbesserung der Testleistung im PASAT. Dieser Effekt erwies sich in der spezifischen Trainingsgruppe als jeweils signifikant deutlicher ausgeprägt.

Anhaltende positive Effekte eines spezifischen Aufmerksamkeitstrainings

Pusswald et al. (2014) ließen 20 Patientinnen mit MS über einen Zeitraum von fünf Wochen an drei Tagen in der Woche für 30 Minuten mit dem Programm „Freshminder 2" trainieren. Den Patientinnen standen dabei die Unterprogramme zur geteilten Aufmerksamkeit zur Auswahl. Weiterhin erhielten die Patientinnen psychosoziale Beratungsgespräche bezüglich möglicher Kompensationstechniken, wie zum Beispiel Entspannungsübungen, Pausenmanagement oder sozialem Kompetenztraining. Die Vergleichsgruppe erhielt in dieser Zeit keinerlei neuropsychologische Therapie. Es zeigte sich in der Experimentalgruppe eine deutliche Verbesserung in verschiedenen Aufmerksamkeitsparametern, nicht jedoch in der Kontrollgruppe.

In einer Studie von Mattioli et al. (2014) erhielt jede der 22 Patientinnen mit MS in der Experimentalgruppe ein kognitives Training in der kognitiven Domäne, welche sich im Rahmen der neuropsychologischen Diagnostik als auffällig erwiesen hatte. Patientinnen mit auffälligen Exekutivfunktionsleistungen absolvierten „Plan a Day", Patientinnen mit auffälligen Gedächtnisleistungen bearbeiteten ein RehaCom-Gedächtnistraining und solche Patientinnen mit defizitären Aufmerksamkeitsleistungen erhielten ein Training mit einer modifizierten Variante des PASAT. Eine Vergleichsgruppe (n=19) absolvierte im selben Zeitraum eine unspezifische, psychologische Intervention [sic!]. Im Vergleich zur Kontrollgruppe konnten sich die Patientinnen mit dem spezifischen Training in ihren Testleistungen verbessern und die Anzahl auffälliger Testleistungen reduzieren.

Wie aus dieser beispielhaften Darstellung einiger aktueller Studiendaten hervorgeht, spricht vieles dafür, dass neuropsychologisches PC-gestütztes Training bei MS einen positiven Effekt auf die kognitive Leistungsfähigkeit haben könnte. Hierbei sollten die grundsätzlichen Regeln für PC-Therapie beachtet werden, wie sie auch in den GNP-Leitlinien formuliert sind (Sturm, 2005). Das heißt, das Training sollte möglichst spezifisch sein und möglichst häufig und intensiv, aber zeitlich begrenzt auf die Dauer von nicht mehr als einer Stunde, durchgeführt werden. Aus diesen Vorgaben leitet sich wiederum unter anderem die Notwendigkeit einer ausführlichen neuropsychologischen Diagnostik ab, um den individuellen Trainingsbedarf bestmöglich abschätzen zu können.

Möglichst spezifisches, häufiges und intensives Training auf Grundlage einer aussagekräftigen neuropsychologischen Diagnostik

Das Wichtigste auf einen Blick

Die neuropsychologische Therapie sollte möglichst spezifisch gestaltet sein und somit auf einer ausführlichen neuropsychologischen Diagnostik beruhen. Die eingesetzten Trainingsprogramme sollten also möglichst theoriegestützt konzipiert sein und dem Anspruch einer wissenschaftlichen Fundierung Genüge leisten. Die Studienlage bezüglich der kognitiven Therapie bei MS stützt sich überwiegend auf PC-gestützte Trainings. Hierbei lässt sich eine Überlegenheit spezifischer neuropsychologischer Therapie ausgewählter Aufmerksamkeitsfunktionen (zum Beispiel selektive oder geteilte Aufmerksamkeit) über unspezifischem Training oder anderen psychologischen Interventionen (zum Beispiel Vermittlung von Kompensationsmöglichkeiten) feststellen. Veränderungen zeigten sich beispielsweise testpsychologisch in verbesserten Parametern der Aufmerksamkeitsleistung oder auch in der Bildgebung in Form einer höheren Aktivierung anatomisch relevanter Strukturen.

Wichtiger Grundsatz für die PC-gestützte Therapie ist eine möglichst spezifische sowie häufige und intensive Therapie, die jedoch zeitlich auf eine Dauer von nicht mehr als einer Stunde pro Tag begrenzt ist.

5.2 Neuropsychologische Therapie der Gedächtnisleistungen

Kompensatorische Interventionen

Neben restitutiven, meist PC-gestützten Interventionen spielen für die Behandlung von Gedächtnisstörungen die Vermittlung und Anwendung metakognitiver Fähigkeiten sowie Lernstrategien eine zentrale Rolle. Diese werden häufig in Einzel- und Gruppentherapie vermittelt.

Visualisierungs- und Kontextualisierungstechnik zur Verbesserung der Gedächtnisleistung

Mithin die überzeugendsten Befunde für den praktischen Nutzen einer solchen Intervention bei Patientinnen mit MS fanden sich im Rahmen des oben angesprochenen Reviews (Goverover et al., 2018) für die Story-Memory-Technique (SMT). Ziel der SMT ist die Vermittlung zweier interkorrelierter Fähigkeiten: Erstens soll die Visualisierungstechnik zur Verbesserung der Informationsaufnahme und -speicherung erlernt werden. Zweitens soll zur neu zu lernenden Information möglichst ein kontextueller Bezug hergestellt werden, zum Beispiel in Form einer Geschichte oder einer „Eselsbrücke". Beiden Elementen sollte in etwa ähnlich viel Zeit gewidmet werden. Chiaravalloti et al. (2005) wendeten die SMT beispielsweise im Rahmen einer acht Einheiten umfassenden Intervention an, bei der sich in den ersten vier Einheiten zunächst der Visualisierung oder bildlichen Darstellung gewidmet wurde, während die letzten vier Stunden sich mit der kontextuellen Einbettung beschäftigten. In der ersten Sitzung sollten sich die Patientinnen Elemente einer Geschichte merken, die sich gut mit Visualisierungstechniken bearbeiten ließ. Nachdem die Patientinnen 100 Sekunden Zeit hatten, um diese Elemente mit Visualisierungstechniken zu speichern, sollten sie diese im direkten Anschluss reproduzieren, indem sie die fraglichen Elemente in einen Lückentext einfügen sollten. Sofern der Lückentext als kontextueller Hinweisreiz nicht ausreichte, wurde ebenfalls ein kategorialer Hinweisreiz gegeben. Diese Prozedur wurde anschließend mit derselben Geschichte wiederholt, wobei die Therapeutin Empfehlungen zum Einsatz der Visualisierungstechniken abgab. Nach einem zweiten Abruf endete die erste Sitzung. Dieses Prozedere wurde auch in den Sitzungen 2 bis 4 beibehalten, wobei sich die Geschichten hinsichtlich der Schwere ihrer Visualisierbarkeit zusehends steigerten. Die zweite Hälfte der Intervention befasste sich mit der kontextuellen Einbettung. Den Patientinnen wurde eine Wortliste vorgelegt, aus denen sie eine Geschichte bilden sollten. Anschließend sollten sie diese Geschichte mithilfe der im ersten Abschnitt gelernten Visualisierungstechniken bearbeiten, um sie besser memorieren zu können. Es folgten ein freier Abruf der Wortliste und eine Rekognitionsliste. Auch hier gab die Therapeutin im Anschluss Hinweise zum besseren Einsatz von Visualisierungs- und Kontextualisierungstechniken, woraufhin das Prozedere sich mit der gleichen Liste wiederholte. Ebenso waren die weiteren Sitzungen des zweiten Abschnitts der Intervention strukturiert, wobei sich auch hier die Schwierigkeit der Wortlisten in Bezug auf die Anwendbarkeit der fraglichen Strategien zusehends erhöhte.

Wie aus der Beschreibung ersichtlich wird, handelt es sich bei dem Vorgehen im Wesentlichen um eine – vielleicht etwas intensivere – Form der Gedächtnisintervention, wie sie im Rahmen einer neurologischen Rehabilitation häufig im Rahmen von Gedächtnisgruppen angewendet und geübt wird. Die zur Verfügung stehenden Studiendaten legen nahe, dass das beschriebene Vorgehen nicht notwendigerweise komplett stringent eingehalten werden muss. Andere Studien mit ebenfalls positiven Ergebnissen in Bezug auf die SMT nutzten zum Teil etwas abweichende Interventionsverläufe (zum Beispiel Chiaravalloti, Moore, Nikelshpur & DeLuca, 2013), wobei die Vermittlung von Visualisierungs- und Kontextualisierungstechniken stets zentraler Bestandteil dieser Interventionen war. Es zeigten sich neben testpsychologisch nachweisbaren Verbesserungen in den fraglichen Leistungsbereichen im Übrigen auch in bildgebenden Studien eine Verbesserung der Konnektivität zwischen rechtem und linkem Hippocampus sowie kortikalen Arealen, welche spezifisch mit Visualisierungstechniken in Verbindung gebracht werden (Leavitt, Wylie, Girgis, DeLuca & Chiaravalloti, 2014). Es spricht also vieles dafür, dass auch im deutschsprachigen Raum populäre Gedächtnisinterventionen einen nachweisbaren, positiven und – wie durch Follow-up-Designs nahegelegt wird – sogar nachhaltigen Effekt auf die Gedächtnisleistungen von Patientinnen mit MS haben können. Ein Leitfaden für solche Interventionen findet sich im deutschsprachigen Raum zum Beispiel bei Finauer (2019).

Verbesserungen der Gedächtnisleistungen zeigen sich in der Bildgebung in Form gesteigerter Konnektivität

Weitere Hinweise für die Nützlichkeit neuropsychologischer Interventionen finden sich für die Vermittlung von Gedächtnisinhalten durch Musik (Thaut, Peterson, McIntosh & Hoemberg, 2014), visuelle Imagination (Ernst, Blanc, De Seze & Manning, 2015) und Selbstgenerierung (Basso, Ghormley, Lowery, Combs & Bornstein, 2008). Allen beschriebenen Ansätzen ist zu eigen, dass sie eine tiefergehende Verarbeitung des zu erlernenden Materials bewirken sollen, was eine eingehende Beschäftigung damit voraussetzt. Im Gegensatz zur SMT finden sich für die weiteren erwähnten Ansätze jedoch bestenfalls

Elaborierung als wichtige Gedächtnistechnik

präliminäre und zum Teil auch widersprüchliche Befunde, sodass für deren Einsatz in der Behandlung von Patientinnen mit MS zum jetzigen Zeitpunkt keine Empfehlung ausgesprochen werden kann (Goverover et al., 2018).

Das Wichtigste auf einen Blick

Die neuropsychologische Therapie der Gedächtnisfunktionen sollte in der Vermittlung von Kompetenzen zur Nutzung metakognitiver Strategien bestehen. Diese kann sowohl im Einzel- als auch im Gruppensetting erfolgen. Eine wirksame Intervention zur Verbesserung der Gedächtnisleistung ist die Story-Memory-Technique. Mithilfe der Visualisierungstechnik sollen Informationen besser aufgenommen und gespeichert werden. Außerdem werden die Informationen in einen kontextuellen Rahmen eingebettet, was zum Beispiel mit einer Geschichte oder „Eselsbrücke" gelingen kann. In Verbindung mit der Vermittlung der Visualisierungs- und Kontextualisierungstechniken zeigten sich empirisch Verbesserungen sowohl in testpsychologischen Parametern als auch bildgebend in Form gesteigerter kortiko-kortikaler Konnektivität.

Daneben existieren auch weitere therapeutische Ansätze, die auf eine Verbesserung der Gedächtnisleistung abzielen, zum Beispiel mittels Musik, visueller Imagination oder der Loci-Methode. Eine widerspruchsfreie empirische Wirksamkeit konnte diesen Techniken allerdings noch nicht nachgewiesen werden. Essenziell und allen Methoden gemeinsam ist eine tiefergehende Beschäftigung und Verarbeitung zu lernenden Materials.

5.3 Neuropsychologische Therapie von Depressivität und Fatigue

Neben den bereits angesprochenen restitutiven und kompensatorischen neuropsychologischen Therapiemaßnahmen bei kognitiven Beeinträchtigungen gibt es eine Reihe weiterer Interventionsformen, die sich bei der Behandlung von MS-assoziierter Depressivität und Fatigue bewährt haben und hier angesprochen werden sollen. Bei einigen dieser Interventionsformen handelt es sich um Maßnahmen, welche auch von entsprechend geschulten Neuropsychologinnen angeboten werden können. Dagegen fallen physische Übungen im Sinne von sportlicher Betätigung oder physiotherapeutischen Verfahren nicht in das Kompetenzgebiet einer Neuropsychologin. Dennoch ist die Kenntnis positiver Effekte bei entsprechender Behandlung (Motl, McAuley & Snook, 2005), die sich auch auf Aspekte der Kognition und des Affekts positiv auswirken können (Sandroff, Motl, Scudder & DeLuca, 2016) auch für Neuropsychologinnen von Bedeutung, um Synergieeffekte in der Behandlung aufzuzeigen und bestmöglich einzusetzen. Im Kontext physikalisch wirkender

Physikalisch wirksame Therapiemöglichkeiten

Verfahren ist auch die Applikation von Kälte zu nennen. So weisen die Ergebnisse mehrerer Studien darauf hin, dass insbesondere Patientinnen mit MS, die unter einer Exazerbation der Fatigue-Symptomatik bei Hitze (sog. Uhthoff-Phänomen) leiden, von kühlenden Maßnahmen wie dem Tragen einer gekühlten Weste (Beenakker et al., 2001) oder Kältebädern (White, Wilson, Davis & Petajan, 2000) im Sinne einer Reduktion zumindest der subjektiven körperlichen Fatigue profitieren können.

Kognitive Verhaltenstherapie zur Behandlung von Depressivität und Fatigue

Als Instrument der Wahl sowohl bei der Behandlung von MS-assoziierter Depressivität als auch Fatigue ist die kognitive Verhaltenstherapie zu nennen. Wie bereits erwähnt, ist die Lebenszeitprävalenz für das Auftreten einer Depression bei MS deutlich erhöht. Gleichzeitig besteht eine Konfundierung mit Fatigue, die sowohl als Begleitsymptom einer Depression, aber auch als alleinstehendes Symptom auftreten kann. Kognitive Verhaltenstherapie bietet das Potenzial, beiden Symptomen eine angemessene therapeutische Intervention entgegenzusetzen, wie die Ergebnisse einer Reihe von Studien nahelegen: So kommt ein aktuelles systematisches Review zu dem Schluss, dass psychologische Interventionen (erfasst wurden sowohl kognitiv-behaviorale Ansätze als auch Akzeptanz- und Commitment-Therapie) mindestens moderate Effekte bei der Behandlung von Depressionen bei Patientinnen mit MS haben (Fiest et al., 2016). Die Effekte kognitiv-behavioraler Behandlungsansätze wurden gerade in den letzten Jahren auch im Zusammenhang mit Fatigue untersucht. Die Konzepte umfassen je nach konsultierter Studie einige oder alle der folgenden Aspekte: Mit den Patientinnen individuell erarbeitete Zielformulierungen, Vermittlung von Grundkenntnissen über die Wirkmechanismen kognitiv-behavioraler Behandlungsansätze, psychoedukative Komponenten bezüglich MS und Fatigue und die Vermittlung und Einübung von Fähigkeiten zur Regulation physischer, mentaler und sozialer Aktivitäten. Es zeigten sich durchgehend Verbesserungen in der Interventionsgruppe im Vergleich zur Kontrollgruppe. Diese bezogen sich neben einem Rückgang der subjektiven Fatigue-Symptomatik (van den Akker et al., 2017) zum Beispiel auf Schmerzerleben (Gromisch et al., 2020), Zunahme von Optimismus und Abnahme von negativem Affekt (Calandri, Graziano, Borghi & Bonino, 2017) sowie subjektiver Lebensqualität (Cosio, Jin, Siddique & Mohr, 2011). Besonders zu betonen ist auch, dass mehrere systematische Reviews bzw. Metaanalysen zum Thema Therapie bei Depression (Fiest et al., 2016) bzw. bei Fatigue (van den Akker et al., 2017; Asano & Finlayson, 2014) zu dem Ergebnis kommen, dass psychoedukative bzw. kognitiv-behaviorale Behandlungsansätze als effektiv bei MS anzusehen sind und darüber hinaus den ebenfalls untersuchten medikamentösen Behandlungsansätzen sogar überlegen waren. Van den Akker et al. (2016) fügen jedoch einschränkend hinzu, dass es Hinweise darauf gibt, dass sich der Effekt der kognitiv-behavioralen Therapie auf die Fatigue-Symptomatik im zeitlichen Verlauf nivelliert, sofern die Behandlung nicht fortgesetzt wird.

Eine systematische Übersichtsarbeit von Moss-Morris et al. (2019) untersuchte die Wirksamkeit behavioraler und körperlich aktiver Interventionen auf Fatigue im Rahmen einer Metaanalyse. Dabei zeigten sich insbesondere positive Effekte bei der Durchführung einer webbasierten kognitiv-behavioralen Therapie für Fatigue. Trotz heterogener Protokolle lassen sich dennoch gemeinsame Therapieelemente wie Stressmanagement, Tagesstrukturierung, Identifizierung und Modifikation von ungünstigen Gedanken und hohen persönlichen Erwartungen sowie Rückfallprophylaxe ableiten. Aber auch körperlich aktivierende Trainings, die vor allem Gleichgewichtsübungen oder mehrere unterschiedliche sportliche Komponenten miteinbezogen, erbrachten eine Besserung der Symptomatik, gemessen an subjektiv berichteten Fatigue-Beschwerden. Die Autorinnen der Übersichtsarbeit betonten außerdem das günstige Kosten-Nutzen-Verhältnis dieser Ansätze. Interventionen, die sich schwerpunktmäßig dem Ressourcen- und Zeitmanagement widmeten, erzielten hingegen keine signifikanten Effekte bezüglich einer Verbesserung der Fatigue-Symptomatik.

Verringerung von Stress und negativen Gedanken durch achtsamkeitsbasierte Interventionen

Darüber hinaus haben sich achtsamkeitsbasierte Interventionen seit einigen Jahren bei unterschiedlichen Störungsbildern, hierunter auch psychiatrischen und neurologischen, als Behandlungsmaßnahme etabliert (Hofmann, Sawyer, Witt & Oh, 2010; Ulrichsen et al., 2016). Auch im Bereich der klinischen Neuropsychologie finden achtsamkeitsbasierte Interventionen zunehmende Beachtung (Metzger, 2016). Aufgrund ihres nicht wertenden Ansatzes stellen sie für viele auch therapie-kritische Patientinnen eine Interventionsform dar, die als akzeptabel angesehen wird. Achtsamkeitsbasierte Interventionen bedienen sich dabei unter anderem verschiedener Meditationspraktiken und trainieren eine aufmerksame, auf das Hier und Jetzt bezogene, nicht wertende Grundhaltung. Obwohl es sich hierbei eher nicht um eine genuin-neuropsychologische Therapieform handelt, werden Achtsamkeitsübungen doch seit geraumer Zeit auch von Neuropsychologinnen zu unterschiedlichen Zielen und bei unterschiedlichen Störungsbildern eingesetzt. Bei MS dürfte der maßgebliche Nutzen der achtsamkeitsbasierten Therapie auf der Reduktion von Stress und negativer Wahrnehmungen liegen.

Förderung der Selbstwirksamkeit

Gleichzeitig sind die Übungen in der Regel gut zu verinnerlichen, eignen sich für die Selbsttherapie und vermitteln der Patientin somit ein Gefühl von Selbstwirksamkeit. Das übergeordnete Ziel besteht somit in der Reduktion von Depressivität und kognitiver wie auch somatischer Fatigue. Darüber hinaus findet sich eine Reihe von Studien, welche ein achtsamkeitsbasiertes Training hinsichtlich der Auswirkungen auf Fatigue untersuchten. In einer Metaanalyse zu diesem Thema berichten Ulrichsen et al. (2016) moderate Effekte auf die Fatigue-Symptomatik bei Patientinnen nach Schlaganfall, Schädelhirntrauma und MS. Ebenso

Verbesserung der wahrgenommenen Lebensqualität

berichten Simpson et al. (2014) als Ergebnis einer Übersichtsarbeit, dass Patientinnen mit MS von achtsamkeitsbasierten Interventionen hinsichtlich der Lebensqualität, mentalen und körperlichen Gesundheit profitieren. Grossman et al. (2010) konnten zeigen, dass achtsamkeitsbasierte Therapie über einen Zeitraum von drei Monaten zu einer nachhaltigen Verbesserung von Depressivität, Fatigue und gesundheitsbezogener Lebensqualität führte. Burschka et al. (2014) wendeten bei Patientinnen mit MS ein auf Tai Chi basiertes Achtsamkeitstraining an. Im Vergleich zu einer Wartelisten-Kontrollgruppe zeigten die Teilnehmerinnen der Interventionsgruppe in der post-interventionellen Verlaufskontrolle nach sechs Monaten Verbesserungen der selbstberichteten Lebensqualität, Depressivität und Fatigue. Darüber hinaus ergaben sich auch signifikante Verbesserungen beim Balance-Vermögen und der Koordination. Zahlreiche weiterführende Studien haben die positiven Auswirkungen von Achtsamkeitstraining bei MS in verschiedenen Settings und hinsichtlich unterschiedlicher Parameter bestätigt, hierunter vor allem unter Berücksichtigung von Fatigue und Depressivität (Carletto et al., 2017; Cavalera et al., 2018; Hoogerwerf, Bol, Lobbestael, Hupperts & van Heugten, 2017; Simpson, Mair & Mercer, 2017).

Potenzielle Effekte auf die kognitive Leistungsfähigkeit wurden hingegen bisher kaum untersucht und können daher nicht eindeutig bestätigt werden (Blankespoor, Schellekens, Vos, Speckens & de Jong, 2017).

Eine gute Manualisierung der achtsamkeitsbasierten kognitiven Therapie der Depression im Rahmen einer Gruppentherapie findet sich bei Segal et al. (2002). Hier wird ein Konzept für eine mehrwöchige Behandlung vorgestellt, welches von unserer Arbeitsgruppe an die Bedürfnisse von Patientinnen mit MS und die engen zeitlichen Rahmenbedingungen eines kurzen (ein- bis zweiwöchigen) Krankenhausaufenthaltes (zum Beispiel im Rahmen einer Komplexbehandlung) angepasst und im Rahmen einer psychologischen Masterarbeit evaluiert wurde (Bauswein, 2019). Eine Auswertung der in diesem Rahmen erhobenen Daten (Achtsamkeitsgruppe: 26 Patientinnen; TAU-Gruppe: 13 bezüglich Alter, Bildungsniveau, MS-Typ und EDSS gematchte Patientinnen) zeigte im Prä-Post-Vergleich eine Verbesserung der depressiven Symptomatik, erfasst durch die ADS-L (Allgemeine Depressionsskala-Langform; Hautzinger et al., 2012) sowie ebenso eine Verbesserung der subjektiven Fatigue-Symptomatik, erfasst durch den WEIMuS (Würzburger Erschöpfungsinventar bei Multipler Sklerose; P. Flachenecker et al., 2008). Kognitive Parameter erwiesen sich dagegen als unverändert im Prä-Post-Vergleich. Während sich für die depressive Symptomatik lediglich ein Haupteffekt für die Zeit, jedoch keine Interaktion der Behandlungsgruppen zeigte, erwies sich die Fatigue-Symptomatik in der Achtsamkeitsgruppe – jedoch nicht in der TAU-Gruppe – als verbessert. Ähnliche Effekte zeigten sich bereits in früheren Studien mit dem Ziel der Evaluation einer achtsamkeitsbasierten Intervention bei MS (siehe auch: Pagnini et al., 2019; Spitzer & Pakenham, 2018). Insgesamt halten wir den Ansatz achtsamkeitsbasierter Interventionen bei MS für vielversprechend. Um einen Eindruck von der hierbei eingesetzten Vorgehensweise zu vermitteln, soll im Folgenden ein Beispiel für ein adaptiertes achtsamkeitsbasiertes Interventionsprogramm vorgestellt werden (Bauswein, 2019):

Vorstellung einer adaptierten achtsamkeitsbasierten Intervention

Ziel dieser kurzen Intervention ist es, die Patientinnen mit dem Achtsamkeitskonzept und assoziierten Übungen vertraut zu machen, wobei auch die Durchführung von Hausaufgaben zwischen den Sitzungen integraler Bestandteil der Behandlung ist. Jedes der sechs vorgestellten Module dieser adaptierten Intervention dauert in Anbetracht der MS-typischen Fatigue-Symptomatik und eventuell eingeschränkter Aufmerksamkeitsleistung nicht länger als 45 Minuten. Auch werden die Behandlungen im Gegensatz zur Vorlage nicht zwangsläufig nur im Gruppensetting durchgeführt, was es der Therapeutin im Gegenzug ermöglicht, besser auf die individuellen Bedürfnisse der Patientinnen einzugehen. Unsere adaptierte Version besteht aus vier obligatorischen und zwei optionalen Modulen, deren Inhalt im Folgenden vorgestellt werden soll. Wie in der Vorlage steht in der ersten Hälfte der Intervention im Vordergrund zu lernen, aufmerksam zu sein. In der zweiten Hälfte liegt der Schwerpunkt auf dem Umgang mit Stimmungsveränderungen. Es sei jedoch darauf hingewiesen, dass eine tiefergehende Auseinandersetzung mit den Grundlagen achtsamkeitsbasierter kognitiver Interventionen dringend ratsam ist, bevor selbst therapeutische Sitzungen durchgeführt werden.

Erklärung der grundlegenden Ziele des Achtsamkeitstrainings und abschließende Atemübung

Modul 1 – Einführung: Es erfolgt eine kurze Einführung des Konzepts der Achtsamkeit, ihrer Wurzeln in der buddhistischen Tradition und ihrer Adaption als „achtsamkeitsbasierte Stressreduktion“ (mindfulness-based stress reduction, MBSR) nach Jon Kabat-Zinn (1990). Weiterhin wird die Bedeutung des Lebens und Seins im Hier und Jetzt betont. Die Rolle des „Autopiloten“ auf die Erlebnisse im täglichen Leben der Patientin wird thematisiert. Die grundlegenden Ziele (Gegenwärtig sein, Dezentrierung, Loslassen, Defusion und Akzeptanz von körperlichen Empfindungen, Gedanken und Gefühlen als Fähigkeit, mit unveränderlichen Bedingungen und Situationen umzugehen) des Achtsamkeitstrainings werden erklärt. Als Möglichkeiten, dies zu erreichen, werden formelle Übungen (Atemübungen, Body Scan, Yoga, etc.) und informelle Übungen (achtsame Ausübung alltäglicher Aktivitäten) vorgestellt. Nach der Gelegenheit für Rückfragen und einem Bezug auf die Lebenswirklichkeit der Patientin werden für einen Zeitraum von ca. 10 Minuten Atemübungen als grundlegende formelle Achtsamkeitsübung eingeübt. Aufgabe der Patientin ist es dabei, für die Dauer der Übung eine achtsame Haltung einzunehmen und dabei urteilsfrei, offen und wohlwollend ihre Eindrücke zu beobachten, zu beschreiben und daran teilzuhaben. Auch nach dieser Übung gibt es die Gelegenheit zur gemeinsamen Reflexion. Die Patientin wird anschließend ermutigt, jeden Tag eine Achtsamkeitsübung (Atemübung, Body Scan) und eine tägliche Aktivität unter Beachtung achtsamer Wahrnehmung auszuführen und sich Notizen über die gesammelten Eindrücke zu machen. Weiterhin wird der Patientin ein MP3-Player mit Audiodateien zur Verfügung gestellt, die Instruktionen zu Atemübungen und Body Scan beinhalten.

Modul 2 – Körperwahrnehmung: Zunächst werden die Erfahrungen seit der letzten Sitzung besprochen. Nach einer Repetition der Inhalte aus Modul 1 (Fokus: Atemübung) wird der Body Scan als zweite formelle Achtsamkeitsübung eingeführt und praktisch beübt. Auf Basis der eigenen Erfahrungen der Patientin werden Feedbackschleifen zwischen Körper und Geist thematisiert. Die Patientin wird ermutigt, in Zukunft besonderes Augenmerk auf diese Feedbackschleifen zu legen, da ein achtsamer Umgang mit emotionsspezifischen Körperwahrnehmungen neue Wege eröffnen kann, diesen Emotionen zu begegnen. In der Übung des Body Scan wird die Patientin instruiert, nicht nur auf ihre Atmung zu fokussieren, sondern mit dem Fokus der Aufmerksamkeit die einzelnen Regionen ihres Körpers zu durchstreifen. Diese Übung nimmt etwa 20 Minuten in Anspruch. Der erste Schritt besteht darin, von einem Modus des Handelns *(Doing-Mode)* in einen Modus des Seins *(Being-Mode)* zu wechseln, also wie in Modul 1 beschrieben eine achtsame Haltung einzunehmen. Der nächste Schritt besteht in der Fokussierung auf die Atmung. Im letzten Schritt wird die Achtsamkeit auf die einzelnen Regionen des Körpers gelenkt. Diese Übung wird vornehmlich auf einem Stuhl sitzend durchgeführt, da dies den unter Fatigue leidenden Patientinnen dabei hilft, wach zu bleiben. Für diese Übung sind drei Stadien der Wahrnehmung erforderlich: Achtsames Wahrnehmen einer Körperregion, dort mit annehmender Haltung verweilen und diese wieder loslassen. Daher wird die Patientin instruiert, bei jeder Körperregion genau auf diese drei Stadien zu achten. Nach dem Body Scan werden Erfahrungen, Eindrücke und Probleme mit der Übung ausgetauscht. Im Zusammenhang mit MS zeigen sich hier häufig Probleme aufgrund von Sensibilitätsstörungen in einzelnen Körperregionen. Die Patientin wird weiterhin ermutigt, die Übungen auch außerhalb des Trainings regelmäßig durchzuführen.

Body Scan-Übung zur Förderung der Körperwahrnehmung

Modul 3 – Gedanken: In Abhängigkeit von der Verweildauer der Patientin kann dieses Modul auch auf zwei Sitzungen ausgeweitet werden. Nach Besprechung der bisherigen Erfahrungen mit den Achtsamkeitsübungen wird die Patientin gebeten, sich drei Minuten lang still hinzusetzen und eine Strichliste anzufertigen für jeden neuen Gedanken, der ihr durch den Kopf geht. Hierfür ist es erforderlich, eine neue Perspektive anzunehmen: Die Patientin distanziert sich von ihrem Gedankenstrom und macht die Erfahrung, dass Gedanken neutrale Objekte der Wahrnehmung sein können – vergleichbar mit den Körperregionen des Body Scan – und auch diese können wertfrei beschrieben werden. Hierauf aufbauend wird der Kreislauf der Achtsamkeit erklärt: Wahrnehmen, welche Gedanken im Moment da sind als ersten Schritt, das Akzeptieren dieser gegenwärtigen Gedanken und schließlich wie beim Body Scan das Loslassen, um Neues in den Fokus zu nehmen (Anderssen-Reuster & Altner, 2007). In Bezug auf Gedanken wird der Patientin erklärt, wie sie mit diesen achtsam umgehen kann. Dafür werden drei mentale Bilder eingeführt, welche üblicherweise Bestandteil von Meditationsübungen sind (Huppertz, 2011; Kabat-Zinn, 1990):

Distanzierung von den eigenen Gedanken mithilfe eines ausgesuchten mentalen Bildes

1. Die Vorstellung, dass Gedanken vorüberziehende Wolken sind.
2. Die Vorstellung, an einem herbstlichen Strom zu stehen und seine Gedanken ins Wasser fallen zu sehen. Zu sehen, wie diese fortgetragen werden wie Blätter.
3. Die Vorstellung, an einem Strand zu stehen, seine Gedanken in den Sand zu schreiben und zuzusehen, wie sie von den Wellen fortgespült werden.

Für die anschließende Meditationsübung wählt die Patientin ihr bevorzugtes mentales Bild. Daraufhin erhält die Patientin Instruktionen für eine ausführlichere Atemübung: Zunächst soll sich die Patientin ihrer körperlichen Wahrnehmungen, Gedanken und Gefühle in diesem Moment gewahr werden. Dann soll sie auf ihre Atmung fokussieren und zuletzt wieder gezielt ihren Fokus auf die Gedanken und das gewählte mentale Bild richten. Die Dauer dieser Übung beträgt etwa 15 Minuten. Zum Abschluss wird die Patientin wieder ermutigt, ihre Achtsamkeitsübungen selbstständig fortzusetzen.

Optional kann in einer zweiten Sitzung zum Thema Gedanken der Fokus auf den Umgang speziell mit negativen Gedanken gelegt werden.

Einführung des Konzepts der radikalen Akzeptanz zum Umgang mit Gefühlen

Modul 4 – Gefühle: Auch dieses Modul kann in Abhängigkeit von der Verweildauer der Patientin auf zwei Sitzungen ausgedehnt werden. Nach Besprechung der bisherigen Erfahrungen wird der Patientin das Konzept der radikalen Akzeptanz erläutert: „[Emotional] reagieren, ohne [behavioral] zu reagieren" (Bohus, Wolf, Gunia & Alf, 2011). Diese Einstellung lässt das Aufkommen von Emotionen mit allen physiologischen Konsequenzen zu, ohne dem Drang zu folgen, direkt darauf zu reagieren. Für einen achtsamen Umgang mit Emotionen wird die Bedeutung dieses Ansatzes betont (Anderssen-Reuster & Altner, 2007). Um diese Definition greifbarer zu machen, wird die Patientin gebeten, sich die Emotion als Welle vorzustellen: Nun möge sie einen Schritt zurücktreten, beobachten und das Gefühl beschreiben, welches in ihr aufkommt, ohne die Konsequenzen zu unterdrücken. Und schließlich wieder wahrnehmen, wie die Emotion und ihr Einfluss sich verändert und von allein abebbt (Bohus et al., 2011). Ausgehend von dem vergangenen Umgang der Patientin mit ihren Emotionen wird dieser achtsame Ansatz diskutiert. Anschließend folgt eine weitere, etwa 15-minütige, erweiterte Variante der Atemübung. Zunächst soll sich die Patientin ihrer körperlichen Wahrnehmungen, Gedanken und Gefühle in diesem Moment bewusst werden. Dann soll sie ihren Fokus auf die Atmung legen. Abschließend soll sie zu ihren Gefühlen in diesem Moment zurückkehren. Das mentale Bild von Wellen ist Bestandteil der Instruktionen für diese Übung. Bewusst wird bei dieser Übung zunächst darauf verzichtet, starke Gefühle aus der Vergangenheit zu erinnern, da der Zweck der Übung eine langsame Heranführung an das achtsame Beobachten und Beschreiben der Gefühle sein soll, ohne von diesen gleich zu Beginn überwältigt zu werden. Nach Besprechung der Erlebnisse während dieser Übung wird die Patientin erneut ermutigt, sich auch außerhalb der Sitzungen mit den Achtsamkeitsübungen zu beschäftigen.

In der optionalen zweiten Sitzung zu diesem Modul ist das Ziel, der Patientin durch eine Meditationsübung zu innerem Frieden, Stabilität und Gelassenheit im Angesicht überwältigender Gefühle zu verhelfen.

Modul 5 – Selbstfürsorge und Selbstmitgefühl: In diesem optionalen Modul stellt die Therapeutin der Patientin zunächst drei Fragen, welche diese bedenken und nach Wunsch kommentieren kann. Im Kern dreht es sich dabei um die Frage nach lebensspendenden und energieraubenden Aktivitäten und welche im Leben der Patientin den größeren Raum eingenommen haben (Segal et al., 2002). Die Patientin wird aufgefordert, eine achtsame, nicht wertende, neugierige, akzeptierende und mitfühlende Haltung gegenüber sich selbst und ihren Bedürfnissen einzunehmen. Da es Menschen üblicherweise leichter fällt, anderen Menschen – insbesondere engen Freundinnen – gegenüber Mitgefühl zu zeigen, wird die Patientin mittels der Durchführung einer speziellen Meditation („Die mitfühlende Freundin“) für diese Perspektive sensibilisiert. Anschließend gibt es die Möglichkeit, über diese Meditation zu sprechen und die Patientin wird gefragt, ob sie sich vorstellen könnte, für sich selbst eine solche mitfühlende Freundin zu sein.

Sensibilisierung für die Perspektive des Selbstmitgefühls mittels der Meditationsübung „Die mitfühlende Freundin“

Modul 6 – Achtsames Essen: Dieses optionale Modul wird nur durchgeführt, wenn noch hinreichend Zeit zur Verfügung steht oder die Patientin kein Interesse an einer Vertiefung der Module drei und vier hatte. Mittels der Rosinen-Übung – im Wesentlichen dem achtsamen Verzehr einer Rosine oder eines anderen geeigneten Nahrungsmittels – soll ein möglicher Transfer der informellen Achtsamkeitsübungen in den Alltag aufgezeigt werden und erneut eine Haltung von Neugierde und „Anfängergeist“ eingeübt werden. Die Übung nimmt etwa 15 Minuten in Anspruch und es besteht zum Abschluss die Möglichkeit für die Auswertung der Erfahrungen.

Einnehmen einer neugierigen und offenen Haltung durch die „Rosinen-Übung“

Die letzte Sitzung: Am Ende der jeweils letzten Sitzung gibt die Therapeutin eine kurze Zusammenfassung der Inhalte aller Sitzungen und Übungen. Die Patientin ist angehalten, ihre Lieblingsübung auszuwählen und wird gefragt, von welchem Modul sie subjektiv am meisten profitieren konnte.

Das Wichtigste auf einen Blick

Kognitiv-behaviorale Behandlungsansätze (zum Beispiel Tagesstrukturierung, Modifikation dysfunktionaler Gedanken) haben sich bei der Behandlung MS-assoziierter Fatigue und Depressivität als effektiv erwiesen. Körperlich wirkende Trainings können darüber hinaus zur Linderung von Fatigue-Beschwerden beitragen.

Des Weiteren finden achtsamkeitsbasierte Interventionen zunehmend mehr Beachtung als Behandlungsmaßnahmen bei unterschiedlichen psychiatrischen und neurologischen Erkrankungen. Die nicht wertende, akzeptierende Grundhaltung, die sich auf den Moment im Hier und Jetzt bezieht, soll mithilfe verschiedener Meditationsübungen vermittelt werden und somit eine Milderung von Stressempfinden und negativen Gedanken, von Depressivität und Fatigue-Erleben bewirken. Neben diesen positiven Veränderungen konnten Studien auch eine Verbesserung der berichteten Lebensqualität von Patientinnen mit MS nachweisen. Das Achtsamkeitstraining eignet sich gut als Selbsttherapie und dient dadurch auch als Quelle für ein Gefühl von Selbstwirksamkeit.

5.4 Berufliche Teilhabe als Therapieziel

Eine Vielzahl der Patientinnen kann aufgrund ihrer MS-Erkrankung ihrer Arbeit nicht mehr nachgehen

Wie bereits erwähnt, betrifft eine MS-Erkrankung sehr häufig junge Erwachsene. Bei der Auseinandersetzung mit diesem Krankheitsbild und den damit verbundenen Beschwerden sollte daher auch das berufliche Leistungsvermögen Beachtung finden. Dem MS-Register zufolge sind knapp 28 % der Befragten noch voll berufstätig und ca. 39 % bereits vorzeitig berentet (Flachenecker et al., 2008). Weiterführende Ergebnisse von Flachenecker et al. (2017), denen die Angaben von 5.475 Patientinnen vorlagen, zeigen die enorme volkswirtschaftliche Relevanz der MS. Obwohl sich mit einem Anteil von 84 % die überwiegende Mehrheit noch im erwerbsfähigen Alter befand, gingen nur noch 51 % von ihnen einer Arbeit nach, während 41 % ausdrücklich wegen der MS nicht mehr arbeiten konnten. Rund ein Drittel bezog Erwerbsminderungsrente, darunter 18,5 % mit einem „milden" EDSS-Wert zwischen 0–3. Doch auch 80 % der erwerbstätigen Befragten fühlten sich durch ihre MS-Beschwerden in ihrer Leistungsfähigkeit am Arbeitsplatz beeinträchtigt, wobei insbesondere Fatigue, formalgedankliche Schwierigkeiten und Mobilitätshürden angegeben wurden. In Vollzeit arbeiteten sogar nur mehr 36 % aller noch erwerbstätigen Patientinnen, also auch derjenigen im Rentenalter.

Die „nicht sichtbaren" Symptome der Depression, Fatigue und kognitiven Beeinträchtigung sind bedeutend für das berufliche Leistungsvermögen

Betrachtet man diese Daten, stellt sich die Frage, welche Faktoren die berufliche Leistungsfähigkeit (negativ) beeinflussen. Die körperlichen Einschränkungen allein scheinen diesen Zusammenhang nicht gänzlich abbilden zu können (Clemens & Langdon, 2018; Krause, Kern, Horntrich & Ziemssen, 2013; Schiavolin et al., 2013). Nielsen et al. (2020) untersuchten vor diesem Hintergrund insbesondere die Bedeutung der sog. „nicht sichtbaren" MS-Symptome wie Depression, Fatigue und kognitive Einschränkungen für die berufliche Leistungsbeurteilung. Dabei wiesen die motorische Fatigue sowie neuropsychologische Marker ein entscheidendes Erklärungspotenzial hinsichtlich einer Minderung der Erwerbsfähigkeit auf. Unter den erwähnten neuropsychologischen Markern wurden die tonische Alertness (TAP) als spezifische Variable sowie der neuropsychologische Störungsindex (der den Anteil unterdurchschnittlicher Tests an allen durchgeführten Tests angibt) als kognitiver Globalwert berücksichtigt. Einen positiven Einfluss schien hingegen die Selbstwirksamkeit zu haben. Den soeben beschriebenen „nicht sichtbaren" Faktoren kommt also eine gewichtige Bedeutung zu, sodass ihnen die klinisch tätigen Neuropsychologinnen, zum Beispiel bei der sozialmedizinischen Beurteilung, gesondert Beachtung zollen sollten. Sozialmedizinische Fragestellungen bei Personen mit MS widmen sich unter anderem der beruflichen Leistungsfähigkeit, rehabilitativen Maßnahmen und der Beurteilung nach dem Schwerbehindertenrecht (Widder, 2009). In diesem Zusammenhang spielt das Konzept der gesellschaftlichen und vor allem beruflichen Teilhabe eine große Rolle und nimmt in der Internationalen Klassifikation der Funktionsfähigkeit, Behinderung und Gesundheit (ICF) der Weltgesundheitsorganisation (WHO) einen wichtigen Platz ein (Deutsches Institut für Medizinische Dokumentation und Information, 2017). Im Rahmen eines bio-psycho-sozialen Modells steht das Konzept der funktionalen Gesundheit im Vordergrund. Dazu zählen:

Körperfunktionen/-strukturen, Aktivitäten und Teilhabe als essenzielle Konzepte der ICF

1. Die *Konzepte der Körperfunktionen & -strukturen:* Entsprechen die allgemeinen Körperfunktionen, einschließlich der mentalen sowie die Körperstrukturen, denen eines gesunden Menschen?
2. *Konzept der Aktivitäten:* Ist die Patientin in der Lage all das zu tun, was von einem Menschen ohne ein Gesundheitsproblem erwartet wird?
3. *Konzept der Partizipation bzw. Teilhabe:* Kann die Patientin ihr Dasein in allen, individuell bedeutenden Lebensbereichen in vollem Umfang und in der Art und Weise entfalten, wie es von Menschen ohne eine gesundheitsbedingte Einschränkung der Körperfunktionen/-strukturen oder der Aktivitäten erwartet wird?
4. Des Weiteren werden *Umweltfaktoren* sowie personenbezogene *Kontextfaktoren* berücksichtigt.

Psychosoziale Bedeutsamkeit von Arbeit

Arbeit per se dient vor diesem Hintergrund nicht nur dem Erwerb des Lebensunterhalts, sondern erfüllt zudem wichtige psychosoziale Funktionen. Dazu zählen beispielsweise die Strukturierung des Tages- und Wochenablaufs, Arbeit als Gelegenheit für sozialen Austausch und Persönlichkeitsentfaltung, als Quelle von Selbstwirksamkeit und Wertschätzung sowie als Möglichkeit, Wissen und Qualifikationen weiterzuentwickeln.

Welche Wege gibt es also, den Patientinnen diesen wichtigen Lebensbereich zu erhalten?

Sozialmedizinische Beurteilung

Die Sozialgesetzgebung bildet den rechtlichen Rahmen der beruflichen Rehabilitation (zum Beispiel Gesetzliche Krankenversicherung, SGB V; Gesetzliche Rentenversicherung, SGB VI; Rehabilitation und Teilhabe von Menschen mit Behinderungen, SGB IX). Die bereits erwähnte sozialmedizinische Beurteilung der beruflichen Leistungsfähigkeit widmet sich vor allem dem quantitativen Leistungsvermögen, das neben der Arbeitsmarktsituation als ein Maßstab dient, um einen Rentenanspruch im Rahmen einer Erwerbsminderung einzuschätzen. Im Fokus steht dabei das *zeitliche* Leistungsvermögen im Sinne einer allgemeinen Belastbarkeit und Ausdauer. Ist es aufgrund der krankheitsbedingten Einschränkungen nur noch möglich, für eine Dauer von 3 bis unter 6 Stunden zu arbeiten, besteht der Anspruch auf Rente wegen teilweiser Erwerbsminderung. Volle Erwerbsminderung liegt hingegen vor, wenn es nicht mehr zumutbar sein sollte, mehr als 3 Stunden auf dem allgemeinen Arbeitsmarkt zu arbeiten. Qualitative Aspekte, die sich auf die Art und Weise der Tätigkeitsausübung beziehen, besitzen zur Einschätzung der Erwerbsfähigkeit eine untergeordnete Rolle.

Die neuropsychologische Funktionsdiagnostik bildet sowohl für ebendiese Beurteilungen als auch für spezifische Interventionen eine Grundlage (Fischer & Küst, 2009). Allerdings stellt die zum Teil geringe ökologische Validität der psychometrischen Ergebnisse ein Problem dar, da keine konkreten Aussagen über die tatsächliche Leistung am Arbeitsplatz getroffen werden, sondern diesbezüglich lediglich Hypothesen aufgestellt werden können. Die personenbezogenen Faktoren allein sind nicht ausreichend, denn auch die Umweltfaktoren, wie beispielsweise Unterstützung am Arbeitsplatz in Form zusätzlicher Pausen, nehmen entscheidenden Einfluss auf das Gelingen beruflicher Wiedereingliederungsmaßnahmen.

Berücksichtigung der Fatigue bei der Beurteilung der beruflichen Leistungsfähigkeit

Eine weitere Herausforderung stellt die Objektivierung der Fatigue als prominentes MS-Symptom dar. Die Fatigue-bedingten Einschränkungen in allen Lebensbereichen lassen sich allerdings gut durch die Konzepte der Aktivitäten und der Partizipation bzw. Teilhabe des ICF abbilden. In diesem Zusammenhang kann es sinnvoll sein, ein Belastungstraining durchzuführen und dessen Wirksamkeit in Form einer Belastungserprobung abzuschätzen. Dieses Vorgehen empfiehlt sich besonders vor einer voreiligen Berentung von Patientinnen mit MS und begleitenden Fatigue-Beschwerden (Penner, 2009). Im Gegensatz zur Arbeitstherapie, die eine Verbesserung bzw. Stabilisierung der Belastbarkeit zur Folge hat, stellt die Belastungserprobung vielmehr eine diagnostische Orientierung dar. Unter realitätsnahen, dem jeweiligen Arbeitsplatz entsprechenden, Rahmenbedingungen können wichtige Hinweise für die Belastbarkeit und die Grenzen der Leistungsfähigkeit, aber auch bestehende Ressourcen für eine Teilhabe am Arbeitsleben ermittelt werden. Auf Grundlage dessen können beispielsweise Vorschläge zur Gestaltung der bevorstehenden beruflichen Wiedereingliederung abgeleitet werden. Sollten die MS-bedingten Beeinträchtigungen eine Rückkehr in die bisherige Tätigkeit nicht mehr erlauben, kann über eine Weiterbildung bzw. Umschulung als Qualifizierungsmaßnahme nachgedacht werden.

Für die Gewährleistung der beruflichen Teilhabe können jedoch noch andere Maßnahmen genutzt werden. Eine Leistung, die in den verschiedenen Sozialgesetzbüchern aufgeführt ist, bietet die (neurologische) Rehabilitation. Sie bietet die Möglichkeit, die körperliche und kognitive Belastbarkeit und den Umgang mit deren Begrenzung zu erproben und zu verbessern. Um die Erwerbsfähigkeit zu bewahren, zu optimieren oder gar wiederherzustellen, ist ein ganzheitlicher und integrativer Behandlungsansatz hier besonders zu bevorzugen. In diesem Rahmen ist es ebenso wichtig, die Alltagsfunktionen zu stärken und die vorhandenen Ressourcen zu nutzen, um eine weitestgehend selbstständige Lebensführung zu gewährleisten. Für dieses Ziel ist die multimodale therapeutische Zusammenarbeit von Ärztinnen, Neuropsychologinnen, Physio- und Ergotherapeutinnen etc. unabdingbar. Im Anschluss an eine rehabilitative Behandlungsphase kann nach erfolgreicher Belastungserprobung eine stufenweise Wiedereingliederung erfolgen. Das Ziel besteht darin, die Leistungsfähigkeit am bisherigen Arbeitsplatz innerhalb von 6 Monaten zu trainieren und es zu ermöglichen, den Arbeitsplatz zu erhalten. Diese Maßnahme sollte allerdings frühzeitig vor Entlassung aus der Rehabilitation und unter der Beteiligung von Kostenträger, Arbeitgeberin und Vertragsärztin organisiert werden. Insbesondere zu berücksichtigen und gegebenenfalls therapeutisch zu thematisieren sind hierbei vor allem die Zustimmung der Patientin sowie ihre individuelle Zielsetzung und Motivation zur Teilnahme an der betrieblichen Wiedereingliederung.

Neurologische Rehabilitation

Stufenweise berufliche Wiedereingliederung

Die Optimierung der beruflichen Teilhabe erfordert stets interdisziplinäre Kooperation der verschiedenen Heilberufe, der Versicherungsträger und des beruflichen Umfelds. Die Perspektive der klinischen Neuropsychologie dient hierbei als essenzieller Beitrag zur Einschätzung der Fähigkeiten von Patientinnen sowie darauf aufbauend zur Koordination und Gestaltung rehabilitativer Maßnahmen.

Das Wichtigste auf einen Blick

Im Sinne des ICF besteht ein wichtiges Anliegen der neuropsychologischen Therapie darin, die Möglichkeiten der Patientinnen zu (beruflichen) Aktivitäten und Teilhabe bestmöglich zu fördern. Ein erheblicher Anteil der Betroffenen mit MS erlebt derart gravierende Einschränkungen, zum Beispiel durch eine erschwerte Gehfähigkeit, Fatigue oder kognitive Beeinträchtigungen, dass sie keiner Erwerbstätigkeit mehr nachgehen können oder sich mit Veränderungen in ihrer Berufsausübung arrangieren müssen. In der sozialmedizinischen Beurteilung stehen in diesem Zusammenhang Fragestellungen nach der beruflichen Leistungsfähigkeit sowie rehabilitativer Maßnahmen im Vordergrund. Eine wichtige Rolle bei der Beantwortung dieser Fragen kommt dabei der Neuropsychologie zu. Zur Förderung der beruflichen Teilhabe kommen beispielsweise Maßnahmen wie die (neurologische) Rehabilitation, Belastungserprobung und stufenweise Wiedereingliederung oder eine Umschulung in Betracht.

5.5 Effekte pharmakologischer Behandlungen

Neben neuropsychologischen Therapiemaßnahmen haben auch einige pharmazeutische Ansätze einen potenziell positiven Effekt auf die kognitiven Fähigkeiten von Patientinnen mit MS. Auch wenn die behandelnde Neuropsychologin in der Regel keinen Einfluss auf die Wahl der MS-Basistherapie haben wird, sollte sie sich über mögliche Nebenwirkungen im Bereich Kognition in Kenntnis setzen. Der Großteil der Studiendaten bezieht sich dabei auf Interferon β. Interferon β-1a wurde in einer Langzeitstudie mit 166 Teilnehmerinnen allgemein positive Effekte auf die geistige Leistungsfähigkeit attestiert. Am ausgeprägtesten war eine Verbesserung im Bereich des verbalen Gedächtnisses festzustellen, aber es zeigte sich auch eine Verbesserung im Bereich der Informationsverarbeitungsgeschwindigkeit (Fischer et al., 2000). Auch für Interferon β-1b war ein positiver Effekt auf die kognitive Leistungsfähigkeit erkennbar, sowohl im Bereich des nonverbalen Neugedächtnisses als auch für selektive Aufmerksamkeit und Konzentrationsvermögen(Barak & Achiron, 2002; Pliskin et al., 1996). Eine weitere immunmodulierende Therapie, welche auch in Bezug auf ihre Wirkung auf die kognitiven Funktionen untersucht wurde, ist das Glatirameracetat. Hier zeigten sich insgesamt keine Veränderungen im Sinne einer Verbesserung von Testleistungen in neuropsychologischen Untersuchungsverfahren (Galetta, Markowitz & Lee, 2002; Weinstein et al., 1999), allerdings ist eine positive Wirkung auf Fatigue dokumentiert, die möglicherweise mit verringerten Fehlzeiten auf der Arbeit in Verbindung stehen könnte (Ziemssen, Hoffman, Apfel & Kern, 2008).

Verbesserung der geistigen Leistungsfähigkeit durch Interferon β

Weiterhin wurden auch einige kognitionsspezifische pharmakologische Ansätze untersucht. Dabei fanden sich zunächst positive Effekte auf Leistungen des verbalen Neugedächtnisses, welche mutmaßlich durch den Acetylcholinesterasehemmer Physostigmin bedingt waren (Rao & Leo, 1988; Unverzagt, Rao & Antuono, 1991). Weitere randomisierte Studien bestätigten diese initialen Befunde für Donepezil (Christodoulou, MacAllister, McLinskey & Krupp, 2008; Krupp et al., 2004). Es ist darauf hinzuweisen, dass es sich bei dem in diesen Studien beschriebenen Medikamenteneinsatz um eine zulassungsüberschreitende Anwendung mit entsprechenden engmaschigen medizinischen Kontrollen handelt.

Hinsichtlich der Effekte der Kortisonstoßtherapie auf die kognitiven Funktionen der Patientinnen sei noch einmal auf die in Abschnitt 4.4 beschriebenen reversiblen, negativen Auswirkungen verwiesen.

Medikamentöse Behandlung von Fatigue und Depression

Pharmakologische Interventionen, welche auf eine Verbesserung der Fatigue-Symptomatik abzielen, wurden in den letzten Jahren zusehends kritisch gesehen. Während sich für Amantadin (Krupp et al., 1995; The Canadian MS Research Group, 1987) und Modafinil (Rammohan et al., 2002; Zifko, Rupp,

Schwarz, Zipko & Maida, 2002) zunächst positive Wirksamkeitsnachweise zeigten, kam eine Metaanalyse (Pucci et al., 2007) zu dem Schluss, dass aufgrund der eingeschränkten Datenlage kein eindeutiges Ergebnis bezüglich der Wirksamkeit von Amantadin auf Fatigue bei MS bestehe. Konsequenterweise ist Amantadin in Deutschland seit 2011 nicht mehr für die Behandlung der MS-bedingten Fatigue zugelassen. Darüber hinaus kam eine weitere Metaanalyse (Asano & Finlayson, 2014) auch für Modafinil zu keinem eindeutigen Ergebnis bezüglich der Wirksamkeit. Folglich konzentrieren sich die Möglichkeiten der medikamentösen Behandlung der Fatigue auf sekundäre Faktoren wie Depressionen und Schlafstörungen (vgl. Schlaeger & Fuhr, 2009). Bei der medikamentösen Behandlung depressiver Symptome im Kontext von MS sollte – wie bei anderen neurologischen Erkrankungen auch – aufgrund des günstigeren Nebenwirkungsprofils bevorzugt auf Selektive Serotonin-Wiederaufnahme-Hemmer (SSRI) zurückgegriffen werden und weniger auf die häufig mit kognitiven Nebenwirkungen assoziierten trizyklischen Antidepressiva. Interessanterweise gibt es zum aktuellen Zeitpunkt nur sehr wenige klinische Studien, die sich mit der Wirksamkeit spezifischer antidepressiver Medikation bei MS beschäftigen (Fiest et al., 2016). Daher, und aufgrund der Heterogenität der MS, empfehlen einige Autorinnen weniger ein standardisiertes Prozedere, sondern vielmehr in jedem Fall ein individuelles Abwägen bei der Wahl der antidepressiven Pharmazeutika (Nathoo & Mackie, 2017).

Das Wichtigste auf einen Blick

Unter den immunmodulatorischen Pharmaka scheinen Interferone sich durchaus positiv auf verbales und nonverbales Neugedächtnis sowie Konzentrationsvermögen auszuwirken, wohingegen Glatirameracetat womöglich die Fatigue-Symptomatik verbessern mag.

Medikamente, die auf Neurotransmitterebene ansetzen, verbessern am ehesten Leistungen des verbalen Neugedächtnisses.

Die reversiblen negativen Effekte der Kortisonstoßtherapie auf die Kognition sollten innerhalb von vier Wochen rückläufig sein und bei der Interpretation neuropsychologischer Testergebnisse Berücksichtigung finden.

Die Wirksamkeit einer spezifischen medikamentösen Therapie der Fatigue bei MS ist nicht zuverlässig belegt. Stattdessen werden die sog. sekundären Faktoren wie Schlafstörungen oder Depressionen fokussiert. In diesem Zusammenhang wird ein auf den Einzelfall bezogenes Vorgehen empfohlen, um eine geeignete pharmazeutische Behandlung der Depression bei MS zu erreichen.

5.6 Zusammenfassung

Insgesamt ergeben sich erste konsistente Hinweise darauf, dass neuropsychologische Therapie einen Effekt hat, der darüber hinaus auch eine gewisse Nachhaltigkeit besitzt. Aufgrund der großen Heterogenität des Störungsbildes sind allerdings auch die denkbaren Therapieansätze ausgesprochen vielfältig und es findet sich nach wie vor nur eine sehr begrenzte Anzahl wissenschaftlich fundierter Studien. Somit stützen sich die Empfehlungen für das therapeutische Vorgehen häufig auf eine recht dünne Datenbasis. Der aktuelle Stand der Forschung kann wie folgt zusammengefasst werden: Bei Problemen im Bereich der Aufmerksamkeit, des Arbeitsgedächtnisses und der Informationsverarbeitungsgeschwindigkeit empfiehlt sich ein repetitiv übender Ansatz, der sich den spezifisch betroffenen Teilleistungen widmen sollte. Hierfür eignet sich PC-gestütztes Training. Eine Übersicht der aktuellen Literatur zeigt, dass für Studienzwecke gehäuft das Programm RehaCom zum Einsatz kam. In der Praxis dürften sich jedoch auch Programme anderer Anbieterinnen etabliert haben, deren Effektivität ebenfalls nicht in Abrede gestellt werden soll, für die sich jedoch weniger evidenzbasierte Studiendaten finden. Bei Beeinträchtigungen im Bereich des Gedächtnisses, insbesondere des verbalen Neugedächtnisses, sollte demgegenüber eher die Vermittlung von Kompensationsstrategien im Vordergrund stehen. Die überzeugendsten Befunde für die Effektivität neuropsychologischer Interventionen bei MS finden sich aktuell für eine Kombination aus Visualisierungs- und Kontextualisierungstechniken. Wenig überzeugend ist im Gegensatz dazu die aktuelle Befundlage in Bezug auf die Effektivität kognitiver Trainings bei Beeinträchtigungen im Bereich der Exekutivfunktionen.

Spezifische PC-gestützte Aufmerksamkeitstherapie

Kompensatorischer Ansatz bei der Gedächtnistherapie

Komplementär zur neuropsychologischen Therapie kognitiver Funktionen bieten sich für die Behandlung depressiver Symptome neben medikamentösen Ansätzen Elemente der kognitiv-behavioralen Therapie an. Darüber hinaus besteht mit der Implementierung achtsamkeitsbasierter Interventionen die Möglichkeit der Erweiterung des therapeutischen Angebots. Zur Effektivität dieses Ansatzes bei MS gibt es inzwischen erste vielversprechende Studiendaten. Auch im Zusammenhang mit Belastungen durch Fatigue haben sich kognitiv-behaviorale Ansätze sowie achtsamkeitsbasierte Interventionen als hilfreich erwiesen, wohingegen aktuell keine pharmazeutische Behandlungsmöglichkeit für die kognitive Fatigue zur Verfügung steht.

6 Fallbeispiel

Die Patientin ist zum Zeitpunkt des Erstkontaktes im Rahmen einer MS-Ambulanz im Jahr 2011 40 Jahre alt. Die gelernte Friseurin schulte nach ihrer Ausbildung zur Altenpflegerin um. Als höchster Schulabschluss wird die Mittlere Reife angegeben. Die Patientin ist verheiratet und hat eine Tochter, die zum Zeitpunkt des Erstkontakts 16 Jahre alt ist.

Die Diagnose MS (vom schubförmig-remittierenden Verlaufstyp) wurde im Jahr 2010 gestellt, erste Symptome in Form von Sehstörungen seien bereits 2007 aufgetreten. 2008 seien Schmerzen der Brustwirbelsäule sowie ein sensibler Querschnitt hinzugekommen, weswegen bereits zu diesem Zeitpunkt eine erstmalige Eskalationstherapie (Kortisonstoß, 5 × 1g) appliziert wurde. Aktuell berichtete die Patientin über keine weitere Verschlechterung der körperlichen Symptomatik. Seit einigen Monaten erhalte sie Glatirameracetat als Basistherapie, in Kombination mit 5 × 2g Kortisonstoßtherapie einmal pro Quartal. Im Vordergrund der Beschwerden standen zu diesem Zeitpunkt psychologische Aspekte: Die Patientin gab an, sich als Versagerin zu fühlen, da sie beruflich und familiär aufgrund der MS nicht mehr leistungsfähig sei. In diesem Zusammenhang beschrieb sie Grübelzwänge, die sie nicht durchbrechen könne. Das familiäre Umfeld wurde als unterstützend beschrieben.

Eine orientierende Untersuchung der kognitiven Leistungsfähigkeit erbrachte zu diesem Zeitpunkt keine Hinweise auf Beeinträchtigungen (Tabelle 7: Spalte 2011), allerdings erwiesen sich subjektive Fatigue und Depressivität als auffällig erhöht. Aufgrund dieser Konstellation und der begrenzten Ressourcen im Setting einer orientierenden ambulanten Untersuchung wurde der Patientin zunächst angeboten, an einer stationären neurologischen Rehabilitationsbehandlung teilzunehmen, was diese jedoch zunächst ablehnte. Weiterhin wurde auf die Möglichkeit hingewiesen, neuropsychologische Therapie im ambulanten Setting zu erhalten, was sich jedoch aufgrund fehlender zugelassener Therapeutinnen in relativer Wohnortnähe der Patientin als nicht praktikabel erwies.

Nach ca. einem Jahr wurde die Patientin erneut im Rahmen der MS-Ambulanz vorstellig. Somatisch habe sich eine Verschlechterung der Gehstrecke eingestellt, welche nun nur noch 200–300 Meter betrage. Psychologisch habe sie eingesehen, dass sie sich weiterhin nicht angemessen mit der MS-Diagnose arrangiert habe und ihre Mechanismen zur Krankheitsbewältigung nicht angemessen und nur augenscheinlich effektiv gewesen seien. Anfangs habe sie dies bagatellisiert, sei im weiteren Verlauf jedoch vermehrt depressiv geworden. Sie habe im Lauf des letzten Jahres eine schwerwiegende depressive Symptomatik durchlitten und sei in dieser Zeit 10 Monate in stationärer psychiatrischer Behandlung gewesen. Darüber hinaus fühle sie sich sozial isoliert, da sie aufgrund ihrer körperlichen Symptome das Haus nicht allein verlassen wolle. Sie beschrieb in diesem Zusammenhang Ängste und Ruminationsverhalten. Im Bereich der kognitiven Leistungsfähigkeit wurden sowohl subjektive Gedächtnis- als auch Konzentrationsschwierigkeiten beschrieben. Eine abermalige Untersuchung der kognitiven Leistungsfähigkeit mit einer Parallelform des kognitiven Screenings erbrachte erneut keine Hinweise auf Auffälligkeiten. Jedoch erwiesen sich subjektive Fatigue und Depressivität abermals als auffällig erhöht (Tabelle 7: Spalte 2012). Der Patientin wurde erneut die Möglichkeit zur Teilnahme an einer neurologischen Rehabilitationsbehandlung empfohlen; sie wurde auf die Möglichkeit der Durchführung einer ausführlichen neuropsychologischen Diagnostik zur Quantifizierung der subjektiven kognitiven Beeinträchtigungen hingewiesen.

Der nächste Kontakt fand erst im Jahr 2016 statt, nachdem sich im Anschluss einer relativ langen Phase weitgehender Krankheitsstabilität eine klinische Progredienz eingestellt hatte. Diesmal wurde die Patientin im stationären Setting im Rahmen einer multimodalen Behandlung kontaktiert. Aktuell könne sie auch mit Krücken nur wenige Meter laufen, darüber hinaus leide sie an ausgeprägten neuropathischen Schmerzen in den Beinen linksbetont. Unter Kortisonstoßtherapie sei es zu einer Reihe von Nebenwirkungen (Mundsoor, Atemwegserkrankung) gekommen. Die Stimmung sei entsprechend der Vorbefunde eher depressiv gefärbt. Die Patientin konnte sehr differenziert über subjektive Schuldgefühle und Insuffizienzgedanken gegenüber ihrem Mann und ihrer Tochter berichten. Subjektiv wurden darüber hinaus ausgeprägte kognitive Defizite berichtet. Vor allem habe sie den Eindruck, dass kognitiv anspruchsvollere Aktivitäten wie Sudoku oder „Gehirnjogging“ nicht mehr so gut funktionierten. Aufgrund der subjektiven Beschwerden wurde nun eine ausführliche neuropsychologische Diagnostik durchgeführt. Hierin zeigten sich verminderte Leistungen in den Bereichen Arbeitsgedächtnis, Informationsverarbeitungsgeschwindigkeit und Geteilte Aufmerksamkeit (Tabelle 7: Spalte 2016). Soweit ein Vergleich mit den Vorbefunden möglich war, waren diese Leistungen aktuell verschlechtert. Im Gegensatz dazu erwiesen sich Neugedächtnisleistungen als unauffällig. Ein Zusammenhang mit der subjektiv weiterhin erhöhten kognitiven Fatigue und Depressivität wurde als wahrscheinlich angesehen und thematisiert. Aufgrund des stationären Settings war es nun möglich, der Patientin eine begrenzte neuropsychologische Therapie anzubieten. Es wurden Elemente der achtsamkeitsbasierten kognitiven Therapie (MBCT) zur Rückfallprophylaxe bei Depression angewendet. Ein weiterer Schwerpunkt wurde im Bereich Psychoedukation gesetzt: Die Patientin wurde für den Zusammenhang zwischen kognitiver Fatigue, Depressivität und kognitiver Leistungsfähigkeit sensibilisiert. Die Etablierung eines Pausenmanagements wurde erörtert. Ebenso wurde eine psychiatrische Weiterbehandlung in die Wege geleitet. Medizinisch bestand nun eine sekundär chronisch progrediente Verlaufsform, weswegen auch die Basistherapie mit Glatirameracetat nicht weiterverfolgt wurde. Stattdessen erhielt die Patientin in der Folge mehrfach Eskalationstherapie mit einem monoklonalen Antikörper (Rituximab), worunter sich eine Stabilisierung der motorischen Leistungen ergab.

Die Patientin wurde im Zusammenhang mit der letzten Rituximab-Injektion im Jahr 2017 erneut stationär für eine multimodale Behandlung aufgenommen. Im Bereich der kognitiven Leistungen zeigte sich hier ein weitgehend stabiles Profil mit lediglich leichten Schwankungen in einzelnen Teilleistungsbereichen (Tabelle 7: Spalte 2017). Sie berichtete weiterhin über eine Grübelneigung, vermindertes Interesse an Aktivitäten, Schlafstörungen sowie eine allgemein negativ gefärbte Stimmungslage. Neurologisch wurde jedoch keine weitere Befundprogression festgestellt. Im Rahmen der multimodalen stationären Behandlung wurden erneut Elemente achtsamkeitsbasierter Interventionen mit der Patientin durchgeführt. Zum Ende ihres Aufenthalts wurde sie in emotional stabilisiertem Zustand entlassen.

Der jüngste Aufenthalt der Patientin fand im Jahr 2018 abermals im Rahmen der stationären multimodalen Therapie statt. Ziel der stationären Behandlung war bei weiterhin stabilem physiologischem Zustand vor allem die medizinische Überwachung bei erneuter Rituximab-Gabe. Die Patientin berichtete die bereits zuvor formulierten kognitiven Beeinträchtigungen, aktuell schwerpunktmäßig in Form von Wortfindungsstörungen. Die Stimmung wirkte im Vergleich zu früheren Untersuchungen relativ ausgeglichen bei grundsätzlich evozierbarer Schwingungsfähigkeit. Antrieb und Psychomotorik wirkten aktuell regelrecht, die Patientin beklagte jedoch eine innere Unruhe. Von Seiten ihrer Psychiaterin habe sie inzwischen Duloxetin (Arzneistoff aus der Gruppe der Selektiven Serotonin-Noradrenalin-Wiederaufnahmehemmer, unter anderem zur Behandlung von Depressionen eingesetzt) rezeptiert bekommen. Die neuropsychologische Verlaufskontrolle ergab weiterhin ein weitgehend stabiles Leistungsprofil, wobei sich leichte Defizite im Bereich der Aufmerksamkeitsintensität manifestiert zu haben schienen (Tabelle 7: 2018). Die Patientin nahm die angebotenen Achtsamkeitsübungen aktuell gerne an und zeigte sich motiviert, diese auch im häuslichen Kontext weiter fortzuführen.

6.1 Erläuterungen zum Fallbeispiel

Das Fallbeispiel zeigt, wie wichtig es ist, die kognitive Leistungsfähigkeit im Kontext von Affekt, Belastbarkeit und Motivation zu betrachten. Hinzu kommen somatische Faktoren wie Schmerzen oder motorische Beeinträchtigungen, welche sich ebenfalls potenziell negativ auf das abrufbare kognitive Leistungsniveau und auf Stimmung und Belastbarkeit auswirken können. Dieses Bedingungsgefüge korrekt zu identifizieren und den Einfluss der einzelnen Faktoren auseinanderzudividieren ist eine anspruchsvolle Aufgabe, die die hohe Kompetenz der erfahrenen Neuropsychologin fordert. Zudem zeigt das Beispiel, dass es sich um ein veränderliches System handelt, in dem im Laufe der Zeit unterschiedliche Einflüsse in den Vordergrund rücken können. Betrachten wir die Ergebnisse der orientierenden neuropsychologischen Untersuchungen der Jahre 2011 und 2012, so finden wir auch bei Anlegen eines strengen Cut-Off-Kriteriums von <PR 16 keine Hinweise auf kognitive Beeinträchtigungen. Die subjektiv erhöhte Fatigue und Depressivität geben uns jedoch Hinweise darauf, dass die Dauerbelastbarkeit möglicherweise eingeschränkt sein könnte. Aus dem Testverhalten und den anamnestischen Angaben können wir darüber hinaus Hinweise auf eine mögliche Überkompensation erhalten, welche sich auch aus der Aussage der Patientin ergeben, dass sie zunächst versucht habe, die Diagnose zu ignorieren bzw. zu bagatellisieren.

Hierbei handelt es sich unserer Erfahrung nach um ein durchaus typisches Verhalten bei Patientinnen mit MS. Nach anfänglicher Überkompensation der vermeintlich geringen Beeinträchtigungen durch erhöhte Anstrengung kommt es im weiteren Krankheitsverlauf zu Erschöpfung und Insuffizienzerleben im Angesicht zunehmender körperlicher und kognitiver Beschwerden. Der Organismus stößt an seine Grenzen und die Patientin erfährt auf schmerzliche Weise diese Grenzverschiebung. Es ist mithin auch therapeutische Aufgabe bei MS, diesen Übergang in eine neue körpereigene Homöostase zu begleiten und zu erleichtern.

Bei der Patientin führte dies letztlich zu ausgeprägter depressiver Symptomatik, welche eine ausgedehnte stationäre Behandlung erforderte. Erst die sinnvolle Anpassung an die veränderte körperliche und geistige Leistungsfähigkeit und die Akzeptanz der MS-bedingten Veränderungen im Alltag erlauben eine nachhaltige Überwindung dieser Depression. Als wichtige Ressourcen können in diesem Zusammenhang ein unterstützendes, verständnisvolles soziales Umfeld und das Erleben von Selbstwirksamkeit im beruflichen oder auch privaten Kontext angesehen werden. Viele Patientinnen mit MS begleitet die Depression jedoch über viele Jahre.

Das aktuelle Fallbeispiel kann auch insofern als typisch beschrieben werden, als die Patientin sich über einen längeren Zeitraum der medizinischen und neuropsychologischen Untersuchungen entzog. Zwischen 2012 und 2016 bestehen kaum Daten zum Voranschreiten der MS. Die Patientin erhielt lediglich ihre Basistherapie und entzog sich weitestgehend den medizinischen Untersuchungen. Als Grund hierfür wird häufig eine subjektive Krankheitsstabilität angegeben, welche die eigentlich vorgesehene engmaschige Betreuung als unnötig und überflüssig erscheinen lässt. Psychologisch lassen sich hier auch Ansätze einer Verleugnungstendenz zumindest vermuten.

Nachdem sich bei der beschriebenen Patientin ab 2016 eine vermehrte Krankheitsaktivität eingestellt hatte, welche vermutlich den Übergang von der schubförmig-remittierenden in die chronisch progrediente Verlaufsform darstellte, wurde eine erneute engmaschige medizinische Betreuung für sie unumgänglich. Die folgende neuropsychologische Untersuchung zeigte im Bereich der Informationsverarbeitungsgeschwindigkeit und des Arbeitsgedächtnisses eine Progredienz, deren Interpretation jedoch vorsichtig geschehen sollte: Einerseits hatte die aktuelle Krankheitsaktivität zu neurologischen Veränderungen geführt, deren anatomisches Korrelat sich in der im Vergleich zu früheren Befunden progredienten Läsionslast zeigte. Andererseits müssen auch hier die oben beschriebenen begleitenden Einflussfaktoren wie Erschöpfungssymptomatik, Depressivität und Medikamentennebenwirkungen als Erklärungsansätze in Betracht gezogen werden. Hinzu kommt eine mögliche Verunsicherung aufgrund der erlebten Beeinträchtigungen und der ungewohnten Hospitalisierungssituation.

Tatsächlich erwiesen sich die neuropsychologischen Beeinträchtigungen bei den weiteren stationären Aufenthalten als stabilisiert. Hier zeigten sich dann nur noch vereinzelte Defizite in den Bereichen Aufmerksamkeitsintensität und Arbeitsgedächtnis, welche sich gesamthaft als eine Beeinträchtigung der Informationsverarbeitungsgeschwindigkeit interpretieren lassen. Diese verlangsamte Informationsverarbeitungsgeschwindigkeit kann – wie bereits in früheren Kapiteln erwähnt – als Kardinalsymptom kognitiver Beeinträchtigungen bei MS angesehen werden. Die Indikation zu einer neuropsychologischen Therapie der Aufmerksamkeitsfunktionen im Sinne von kontinuierlichem, regelmäßigem, repetitivem Üben spezifischer Aufmerksamkeitsleistungen bestand aus unserer Sicht zu keinem Zeitpunkt der Behandlung. Wie im Therapieteil bereits ausgeführt, ist der Nutzen eines repetitiven PC-Trainings der Aufmerksamkeit bei MS weniger deutlich belegt als zum Beispiel der Nutzen einer psychoedukativen Behandlung. Darüber hinaus standen bei sämtlichen Aufenthalten der Patientin psycho-affektive Aspekte im Vordergrund, welche stabilisierende Maßnahmen als vorrangig rechtfertigten. Erst bei ihrem letzten Aufenthalt erschien die Patientin emotional hinreichend stabilisiert, um sich in der Behandlung den bestehenden, leichten kognitiven Beeinträchtigungen widmen zu können. Zu diesem Zeitpunkt wäre es empfehlenswert, mit einer neuropsychologischen Therapie zur Restitution bzw. Kompensation kognitiver Beeinträchtigungen zu beginnen.

Anhand dieses Fallbeispiels lässt sich zuletzt auch erkennen, dass die Krankengeschichte bei Patientinnen mit MS häufig schwer vorhersehbar ist. Einerseits hängt die Progredienz von der individuellen Schubaktivität bzw. der Verlaufsform ab. Andererseits spielt der Umgang der Patientin und ihres Umfeldes mit den individuellen Beeinträchtigungen jedoch stets eine maßgebliche Rolle bei der Verarbeitung der Erkrankung und der damit einhergehenden psychosozialen Konsequenzen. Das Beispiel zeigt eine im Bereich der kognitiven Symptome in die Gruppe der „diskret bis leicht" beeinträchtigten fallende Patientin. Über den gesamten Krankheitsverlauf zeigten sich (sowohl positive als auch negative) Überlagerungseffekte der kognitiven Leistungsfähigkeit durch Affekt, Fatigue und Schmerzsymptomatik. Ein vornehmliches Ziel der Neuropsychologie muss sein, diese zu erkennen und ihnen mit einer angemessenen Behandlung zu begegnen.

Tabelle 7: Testergebnisse der Patientin aus dem Fallbeispiel in Prozenträngen (PR)

	07/2011	12/2012	04/2016	02/2017	01/2018
PASAT	40	80	< 1	51	63
SDMT	26	17	8	5	23
SRT-LTS	67	46	---	---	---
SRT-CLTR	19	32	---	---	---
TAP-AL	---	---	tonisch PR 54 phasisch PR 21	tonisch PR 14 phasisch PR 5	tonisch PR 14 phasisch PR 8
TAP-GO	---	---	PR 18 0 Auslassungen 0 Fehler	PR 12 0 Auslassungen 0 Fehler	PR 21 0 Auslassungen 0 Fehler
TAP-GA	---	---	auditiv PR 12 visuell PR 50 3 Auslassungen 7 Fehler	auditiv PR 4 visuell PR 27 2 Auslassungen 7 Fehler	auditiv PR 14 visuell PR 50 0 Auslassungen 3 Fehler
CVLT (1–5)	---	---	PR 72	PR 86	PR 91
BVMT (1–3)	---	---	PR 42	PR 58	PR 84
Fatigue	Auffällig	Auffällig	---	---	---
Depressivität	Auffällig	Auffällig	---	---	---

7 Literatur

Alter, M., Halpern, L., Kurland, L. T., Bornstein, B., Leibowitz, U. & Silberstein, J. (1962). Multiple sclerosis in Israel. Prevalence among immigrants and native inhabitants. *Archives of Neurology, 7*, 253–263.

Amato, M. P., Goretti, B., Viterbo, R. G., Portaccio, E., Niccolai, C., Hakiki, B. et al. (2014). Computer-assisted rehabilitation of attention in patients with multiple sclerosis: results of a randomized, double-blind trial. *Multiple Sclerosis (Houndmills, Basingstoke, England), 20*(1), 91–98. https://doi.org/10.1177/1352458513501571

Amato, M. P., Zipoli, V. & Portaccio, E. (2006). Multiple sclerosis-related cognitive changes: a review of cross-sectional and longitudinal studies. *Journal of the Neurological Sciences, 245*(1–2), 41–46. https://doi.org/10.1016/j.jns.2005.08.019

Anderssen-Reuster, U. & Altner, N. (Hrsg.). (2007). *Achtsamkeit in Psychotherapie und Psychosomatik: Haltung und Methode.* Stuttgart: Schattauer.

Archibald, C. J. & Fisk, J. D. (2000). Information processing efficiency in patients with multiple sclerosis. *Journal of Clinical and Experimental Neuropsychology, 22*(5), 686–701. https://doi.org/10.1076/1380-3395(200010)22:5;1-9;FT686

Arm, J., Ribbons, K., Lechner-Scott, J. & Ramadan, S. (2019). Evaluation of MS related central fatigue using MR neuroimaging methods: Scoping review. *Journal of the Neurological Sciences, 400*, 52–71. https://doi.org/10.1016/j.jns.2019.03.007

Arnett, P. A. (2005). Longitudinal consistency of the relationship between depression symptoms and cognitive functioning in multiple sclerosis. *CNS spectrums, 10*(5), 372–382.

Arnett, P. A., Barwick, F. H. & Beeney, J. E. (2008). Depression in multiple sclerosis: review and theoretical proposal. *Journal of the International Neuropsychological Society: JINS, 14*(5), 691–724. https://doi.org/10.1017/S1355617708081174

Arnett, P. A., Rao, S. M., Bernardin, L., Grafman, J., Yetkin, F. Z. & Lobeck, L. (1994). Relationship between frontal lobe lesions and Wisconsin Card Sorting Test performance in patients with multiple sclerosis. *Neurology, 44*(3 Pt 1), 420–425.

Asano, M. & Finlayson, M. L. (2014). Meta-analysis of three different types of fatigue management interventions for people with multiple sclerosis: exercise, education, and medication. *Multiple Sclerosis International, 2014,* 798285. https://doi.org/10.1155/2014/798285

Ascherio, A. & Munger, K. L. (2010). Epstein-barr virus infection and multiple sclerosis: a review. *Journal of Neuroimmune Pharmacology: The Official Journal of the Society on NeuroImmune Pharmacology, 5*(3), 271–277. https://doi.org/10.1007/s11481-010-9201-3

Ascherio, A., Munger, K. L. & Simon, K. C. (2010). Vitamin D and multiple sclerosis. The Lancet. *Neurology, 9*(6), 599–612. https://doi.org/10.1016/S1474-4422(10)70086-7

Banwell, B., Ghezzi, A., Bar-Or, A., Mikaeloff, Y. & Tardieu, M. (2007). Multiple sclerosis in children: clinical diagnosis, therapeutic strategies, and future directions. The Lancet. *Neurology, 6*(10), 887–902. https://doi.org/10.1016/S1474-4422(07)70242-9

Barak, Y. & Achiron, A. (2002). Effect of interferon-beta-1b on cognitive functions in multiple sclerosis. *European Neurology, 47*(1), 11–14. https://doi.org/10.1159/000047940

Basso, M. R., Ghormley, C., Lowery, N., Combs, D. & Bornstein, R. A. (2008). Self-generated learning in people with multiple sclerosis: an extension of Chiaravalloti and DeLuca (2002). *Journal of Clinical and Experimental Neuropsychology, 30*(1), 63–69. https://doi.org/10.1080/13803390601186957

Bäumler, G. & Stroop, J.R. (1985). *Farbe-Wort-Interferenztest nach JR Stroop (FWIT)*. Göttingen: Hogrefe.
Bauswein, C. (2019). *A short-term mindfulness-based intervention for patients with multiple sclerosis: Exploring effects on cognition, affect, fatigue and rumination*. Bamberg: Otto-Friedrich-Universität Bamberg.
Beblo, T. & Lautenbacher, S. (2006). *Neuropsychologie der Depression* (Fortschritte der Neuropsychologie). Göttingen: Hogrefe.
Beck, A.T., Steer, R.A. & Brown, G.K. (1996). *Manual for the Beck Depression Inventory-II*. San Antonio: Psychological Corporation.
Beenakker, E.A., Oparina, T.I., Hartgring, A., Teelken, A., Arutjunyan, A.V. & De Keyser, J. (2001). Cooling garment treatment in MS: clinical improvement and decrease in leukocyte NO production. *Neurology, 57*(5), 892–894. https://doi.org/10.1212/wnl.57.5.892
Benedict, R.H.B. (1997). *Brief Visuospatial Memory Test – Revised, Professional Manual*. Florida: PAR.
Benedict, R.H.B., Amato, M.P., Boringa, J., Brochet, B., Foley, F., Fredrikson, S. et al. (2012). Brief International Cognitive Assessment for MS (BICAMS): international standards for validation. *BMC neurology, 12,* 55. https://doi.org/10.1186/1471-2377-12-55
Benedict, R.H.B., Cookfair, D., Gavett, R., Gunther, M., Munschauer, F., Garg, N. et al. (2006). Validity of the minimal assessment of cognitive function in multiple sclerosis (MACFIMS). *Journal of the International Neuropsychological Society: JINS, 12*(4), 549–558.
Benedict, R.H.B., Fischer, J.S., Archibald, C.J., Arnett, P.A., Beatty, W.W., Bobholz, J. et al. (2002). Minimal neuropsychological assessment of MS patients: a consensus approach. *The Clinical Neuropsychologist, 16*(3), 381–397. https://doi.org/10.1076/clin.16.3.381.13859
Benedict, R.H.B., Munschauer, F., Linn, R., Miller, C., Murphy, E., Foley, F. et al. (2003). Screening for multiple sclerosis cognitive impairment using a self-administered 15-item questionnaire. *Multiple Sclerosis (Houndmills, Basingstoke, England), 9*(1), 95–101. https://doi.org/10.1191/1352458503ms861oa
Benedict, R.H.B., Weinstock-Guttman, B., Fishman, I., Sharma, J., Tjoa, C.W. & Bakshi, R. (2004). Prediction of neuropsychological impairment in multiple sclerosis: comparison of conventional magnetic resonance imaging measures of atrophy and lesion burden. *Archives of Neurology, 61*(2), 226–230. https://doi.org/10.1001/archneur.61.2.226
Benton, A.L. (Hrsg.). (1994). *Contributions to neuropsychological assessment: a clinical manual* (2nd. ed.). New York: Oxford Univ. Press.
Bergendal, G., Fredrikson, S. & Almkvist, O. (2007). Selective decline in information processing in subgroups of multiple sclerosis: an 8-year longitudinal study. *European Neurology, 57*(4), 193–202. https://doi.org/10.1159/000099158
Blankespoor, R.J., Schellekens, M.P.J., Vos, S.H., Speckens, A.E.M. & de Jong, B.A. (2017). The Effectiveness of Mindfulness-Based Stress Reduction on Psychological Distress and Cognitive Functioning in Patients with Multiple Sclerosis: a Pilot Study. *Mindfulness, 8*(5), 1251–1258. https://doi.org/10.1007/s12671-017-0701-6
Bobholz, J.A. & Rao, S.M. (2003). Cognitive dysfunction in multiple sclerosis: a review of recent developments. *Current Opinion in Neurology, 16*(3), 283–288. https://doi.org/10.1097/01.wco.0000073928.19076.84
Boeschoten, R.E., Braamse, A.M.J., Beekman, A.T.F., Cuijpers, P., van Oppen, P., Dekker, J. et al. (2017). Prevalence of depression and anxiety in Multiple Sclerosis: A systematic review and meta-analysis. *Journal of the Neurological Sciences, 372*, 331–341. https://doi.org/10.1016/j.jns.2016.11.067

Bohus, M., Wolf, M., Gunia, H. & Alf, R. (2011). *Interaktives Skillstraining für Borderline-Patienten: Manual zur CD-ROM für die therapeutische Arbeit. Mit 25 Abb. sowie 144 Info- u. Arbeitsblättern* (1., korr. Nachdr. 2011 der 1. Aufl. 2009.). Stuttgart: Schattauer.

Briken, S., Gold, S.M., Patra, S., Vettorazzi, E., Harbs, D., Tallner, A. et al. (2014). Effects of exercise on fitness and cognition in progressive MS: a randomized, controlled pilot trial. *Multiple Sclerosis (Houndmills, Basingstoke, England), 20*(3), 382–390. https://doi.org/10.1177/1352458513507358

Brissart, H., Morele, E., Baumann, C., Perf, M.L., Leininger, M., Taillemite, L. et al. (2013). Cognitive impairment among different clinical courses of multiple sclerosis. *Neurological Research, 35*(8), 867–872. https://doi.org/10.1179/1743132813Y.0000000232

Browne, P., Chandraratna, D., Angood, C., Tremlett, H., Baker, C., Taylor, B.V. et al. (2014). Atlas of Multiple Sclerosis 2013: A growing global problem with widespread inequity. *Neurology, 83*(11), 1022–1024. https://doi.org/10.1212/WNL.0000000000000768

Brück, W. & Stadelmann-Nessler, C. (2006). Pathologie und Pathophysiologie. In R.M. Schmidt & F.A. Hoffmann (Hrsg.), *Multiple Sklerose* (4. Aufl., S. 33–42). München Jena: Elsevier, Urban & Fischer.

Bryant, D., Chiaravalloti, N.D. & DeLuca, J. (2004). Objective Measurement of Cognitive Fatigue in Multiple Sclerosis. *Rehabilitation Psychology, 49*(2), 114–122. https://doi.org/10.1037/0090-5550.49.2.114

Burschka, J.M., Keune, P.M., Menge, U., Hofstadt-van Oy, U., Oschmann, P. & Hoos, O. (2012). An exploration of impaired walking dynamics and fatigue in multiple sclerosis. *BMC neurology, 12*, 161. https://doi.org/10.1186/1471-2377-12-161

Burschka, J.M., Keune, P.M., Oy, U.H., Oschmann, P. & Kuhn, P. (2014). Mindfulness-based interventions in multiple sclerosis: beneficial effects of Tai Chi on balance, coordination, fatigue and depression. *BMC neurology, 14*, 165. https://doi.org/10.1186/s12883-014-0165-4

Buschke, H. & Fuld, P.A. (1974). Evaluating storage, retention, and retrieval in disordered memory and learning. *Neurology, 24*(11), 1019–1025.

Calandri, E., Graziano, F., Borghi, M. & Bonino, S. (2017). Improving the quality of life and psychological well-being of recently diagnosed multiple sclerosis patients: preliminary evaluation of a group-based cognitive behavioral intervention. *Disability and Rehabilitation, 39*(15), 1474–1481. https://doi.org/10.1080/09638288.2016.1198430

Carletto, S., Tesio, V., Borghi, M., Francone, D., Scavelli, F., Bertino, G. et al. (2017). The Effectiveness of a Body-Affective Mindfulness Intervention for Multiple Sclerosis Patients with Depressive Symptoms: A Randomized Controlled Clinical Trial. *Frontiers in Psychology, 8*, 2083. https://doi.org/10.3389/fpsyg.2017.02083

Cavalera, C., Rovaris, M., Mendozzi, L., Pugnetti, L., Garegnani, M., Castelnuovo, G. et al. (2018). Online meditation training for people with multiple sclerosis: A randomized controlled trial. *Multiple Sclerosis Journal,* 135245851876118. https://doi.org/10.1177/1352458518761187

Cerasa, A., Gioia, M.C., Valentino, P., Nisticò, R., Chiriaco, C., Pirritano, D. et al. (2013). Computer-assisted cognitive rehabilitation of attention deficits for multiple sclerosis: a randomized trial with fMRI correlates. *Neurorehabilitation and Neural Repair, 27*(4), 284–295. https://doi.org/10.1177/1545968312465194

Chiaravalloti, N.D., DeLuca, J., Moore, N.B. & Ricker, J.H. (2005). Treating learning impairments improves memory performance in multiple sclerosis: a randomized clinical trial. *Multiple Sclerosis (Houndmills, Basingstoke, England), 11*(1), 58–68. https://doi.org/10.1191/1352458505ms1118oa

Chiaravalloti, N. D., Moore, N. B., Nikelshpur, O. M. & DeLuca, J. (2013). An RCT to treat learning impairment in multiple sclerosis: The MEMREHAB trial. *Neurology, 81*(24), 2066–2072. https://doi.org/10.1212/01.wnl.0000437295.97946.a8
Christodoulou, C., MacAllister, W. S., McLinskey, N. A. & Krupp, L. B. (2008). Treatment of cognitive impairment in multiple sclerosis: is the use of acetylcholinesterase inhibitors a viable option? *CNS drugs, 22*(2), 87–97.
Chwastiak, L., Ehde, D. M., Gibbons, L. E., Sullivan, M., Bowen, J. D. & Kraft, G. H. (2002). Depressive symptoms and severity of illness in multiple sclerosis: epidemiologic study of a large community sample. *The American Journal of Psychiatry, 159*(11), 1862–1868. https://doi.org/10.1176/appi.ajp.159.11.1862
Clemens, L. & Langdon, D. (2018). How does cognition relate to employment in multiple sclerosis? A systematic review. *Multiple Sclerosis and Related Disorders, 26,* 183–191. https://doi.org/10.1016/j.msard.2018.09.018
Cohen, M. (2018). Connected health and multiple sclerosis. *Revue Neurologique, 174*(6), 480–485. https://doi.org/10.1016/j.neurol.2018.03.008
Colorado, R. A., Shukla, K., Zhou, Y., Wolinsky, J. S. & Narayana, P. A. (2012). Multi-task functional MRI in multiple sclerosis patients without clinical disability. *NeuroImage, 59*(1), 573–581. https://doi.org/10.1016/j.neuroimage.2011.07.065
Comber, L., Galvin, R. & Coote, S. (2017). Gait deficits in people with multiple sclerosis: A systematic review and meta-analysis. *Gait & Posture, 51,* 25–35. https://doi.org/10.1016/j.gaitpost.2016.09.026
Compston, A. & Coles, A. (2008). Multiple sclerosis. *The Lancet, 372*(9648), 1502–1517. https://doi.org/10.1016/S0140-6736(08)61620-7
Cosio, D., Jin, L., Siddique, J. & Mohr, D. C. (2011). The effect of telephone-administered cognitive-behavioral therapy on quality of life among patients with multiple sclerosis. *Annals of Behavioral Medicine: A Publication of the Society of Behavioral Medicine, 41*(2), 227–234. https://doi.org/10.1007/s12160-010-9236-y
Cutter, G. R., Baier, M. L., Rudick, R. A., Cookfair, D. L., Fischer, J. S., Petkau, J. et al. (1999). Development of a multiple sclerosis functional composite as a clinical trial outcome measure. *Brain: A Journal of Neurology, 122(Pt 5),* 871–882.
Dean, G. & Kurtzke, J. F. (1971). On the risk of multiple sclerosis according to age at immigration to South Africa. *British Medical Journal, 3*(5777), 725–729.
Delis, D. C., Kaplan, E. & Kramer, J. H. (2001). *Delis-Kaplan executive function system (D-KEFS).* San Antonio, Tex.: Psychological Corp.
DeLuca, J., Chelune, G. J., Tulsky, D. S., Lengenfelder, J. & Chiaravalloti, N. D. (2004). Is speed of processing or working memory the primary information processing deficit in multiple sclerosis? *Journal of Clinical and Experimental Neuropsychology, 26*(4), 550–562. https://doi.org/10.1080/13803390490496641
DeLuca, J., Genova, H. M., Capili, E. J. & Wylie, G. R. (2009). Functional neuroimaging of fatigue. *Physical Medicine and Rehabilitation Clinics of North America, 20*(2), 325–337. https://doi.org/10.1016/j.pmr.2008.12.007
DeSousa, E. A., Albert, R. H. & Kalman, B. (2002). Cognitive impairments in multiple sclerosis: a review. *American Journal of Alzheimer's Disease and Other Dementias, 17*(1), 23–29. https://doi.org/10.1177/153331750201700104
Deutsche Gesellschaft für Neurologie. (2012). *Diagnose und Therapie der Multiplen Sklerose.* www.dgn.org.

Deutsches Institut für Medizinische Dokumentation und Information (Hrsg.). (2017). *ICF – Internationale Klassifikation der Funktionsfähigkeit, Behinderung und Gesundheit* (Unveränd. Nachdr.). Köln: DIMDI.

Dineen, R.A., Vilisaar, J., Hlinka, J., Bradshaw, C.M., Morgan, P.S., Constantinescu, C.S. et al. (2009). Disconnection as a mechanism for cognitive dysfunction in multiple sclerosis. *Brain: A Journal of Neurology, 132*(Pt 1), 239–249. https://doi.org/10.1093/brain/awn275

Drew, M., Tippett, L.J., Starkey, N.J. & Isler, R.B. (2008). Executive dysfunction and cognitive impairment in a large community-based sample with Multiple Sclerosis from New Zealand: a descriptive study. *Archives of Clinical Neuropsychology: The Official Journal of the National Academy of Neuropsychologists, 23*(1), 1–19. https://doi.org/10.1016/j.acn.2007.09.005

Ernst, A., Blanc, F., De Seze, J. & Manning, L. (2015). Using mental visual imagery to improve autobiographical memory and episodic future thinking in relapsing-remitting multiple sclerosis patients: A randomised-controlled trial study. *Restorative Neurology and Neuroscience, 33*(5), 621–638. https://doi.org/10.3233/RNN-140461

Fiest, K.M., Walker, J.R., Bernstein, C.N., Graff, L.A., Zarychanski, R., Abou-Setta, A.M. et al. (2016). Systematic review and meta-analysis of interventions for depression and anxiety in persons with multiple sclerosis. *Multiple Sclerosis and Related Disorders, 5,* 12–26. https://doi.org/10.1016/j.msard.2015.10.004

Filippi, M., Riccitelli, G., Mattioli, F., Capra, R., Stampatori, C., Pagani, E. et al. (2012). Multiple sclerosis: effects of cognitive rehabilitation on structural and functional MR imaging measures--an explorative study. *Radiology, 262*(3), 932–940. https://doi.org/10.1148/radiol.11111299

Filippi, M., Rocca, M.A., Barkhof, F., Brück, W., Chen, J.T., Comi, G. et al. (2012). Association between pathological and MRI findings in multiple sclerosis. The Lancet. *Neurology, 11*(4), 349–360. https://doi.org/10.1016/S1474-4422(12)70003-0

Filippi, M., Rocca, M.A., Benedict, R.H.B., DeLuca, J., Geurts, J.J.G., Rombouts, S.A.R.B. et al. (2010). The contribution of MRI in assessing cognitive impairment in multiple sclerosis. *Neurology, 75*(23), 2121–2128. https://doi.org/10.1212/WNL.0b013e318200d768

Finauer, G. (Hrsg.). (2019). *Therapiemanuale für die neuropsychologische Rehabilitation: Kognitive und kompetenzorientierte Therapie für die Gruppen- und Einzelbehandlung.* Berlin, Heidelberg: Springer. https://doi.org/10.1007/978-3-662-57615-1

Fischer, J.S., Jacobs, L.D., Cookfair, D.L. & Rudick, R.A. (1998). Heterogeneity of cognitive dysfunction in multiple sclerosis. *The Clinical Neuropsychologist, 12,* 286.

Fischer, J.S., Priore, R.L., Jacobs, L.D., Cookfair, D.L., Rudick, R.A., Herndon, R.M. et al. (2000). Neuropsychological effects of interferon beta-1a in relapsing multiple sclerosis. Multiple Sclerosis Collaborative Research Group. *Annals of Neurology, 48*(6), 885–892.

Fischer, J.S., Rudick, R.A., Cutter, G.R. & Reingold, S.C. (1999). The Multiple Sclerosis Functional Composite Measure (MSFC): an integrated approach to MS clinical outcome assessment. National MS Society Clinical Outcomes Assessment Task Force. *Multiple sclerosis (Houndmills, Basingstoke, England), 5*(4), 244–250.

Fischer, M., Kunkel, A., Bublak, P., Faiss, J.H., Hoffmann, F., Sailer, M. et al. (2014). How reliable is the classification of cognitive impairment across different criteria in early and late stages of multiple sclerosis? *Journal of the Neurological Sciences, 343*(1–2), 91–99. https://doi.org/10.1016/j.jns.2014.05.042

Fischer, S. & Küst, J. (2009). Berufliche Wiedereingliederung. In W. Sturm, M. Herrmann & T.F. Münte (Hrsg.), *Lehrbuch der klinischen Neuropsychologie: Grundlagen, Methoden, Diagnostik, Therapie* (2. Aufl.). Heidelberg: Spektrum, Akademischer Verlag.

Flachenecker, P., Kobelt, G., Berg, J., Capsa, D., Gannedahl, M. & The European Multiple Sclerosis Platform. (2017). New insights into the burden and costs of multiple sclerosis in Europe: Results for Germany. *Multiple Sclerosis Journal, 23* (Suppl. 2), 78–90. https://doi.org/10.1177/1352458517708141

Flachenecker, P., König, H., Meissner, H., Müller, G. & Riekmann, P. (2008). Validierung des Würzburger Erschöpfungsinventars bei Multipler Sklerose (WEIMuS). *Neurologie & Rehabilitation, 14,* 299–306.

Flachenecker, P., Stuke, K., Elias, W., Freidel, M., Haas, J., Pitschnau-Michel, D. et al. (2008). Multiple Sclerosis Registry in Germany – Results of the Extension Phase 2005/2006. *Deutsches Aerzteblatt Online*. https://doi.org/10.3238/arztebl.2008.0113

Flachenecker, P. & Zettl, U.K. (2006). Krankheitsverlauf und Prognose. In R.M. Schmidt & F.A. Hoffmann (Hrsg.), *Multiple Sklerose* (4. Auflage., S. 61–70). München Jena: Elsevier, Urban & Fischer.

Folstein, M.F., Folstein, S.E. & McHugh, P.R. (1975). „Mini-mental state". A practical method for grading the cognitive state of patients for the clinician. *Journal of Psychiatric Research, 12*(3), 189–198.

Franklin, G.M., Heaton, R.K., Nelson, L.M., Filley, C.M. & Seibert, C. (1988). Correlation of neuropsychological and MRI findings in chronic/progressive multiple sclerosis. *Neurology, 38*(12), 1826–1829.

Galetta, S.L., Markowitz, C. & Lee, A.G. (2002). Immunomodulatory agents for the treatment of relapsing multiple sclerosis: a systematic review. *Archives of Internal Medicine, 162*(19), 2161–2169.

Gauggel, S. (2016). *Störungen der Krankheitseinsicht*. Göttingen: Hogrefe. https://doi.org/10.1026/02656-000

Gil Moreno, M.J., Cerezo García, M., Marasescu, R., Pinel González, A., López Álvarez, L. & Aladro Benito, Y. (2013). Neuropsychological syndromes in multiple sclerosis. *Psicothema, 25*(4), 452–460. https://doi.org/10.7334/psicothema2012.308

Giovannoni, G. (2006). Multiple sclerosis related fatigue. *Journal of Neurology, Neurosurgery, and Psychiatry, 77*(1), 2–3. https://doi.org/10.1136/jnnp.2005.074948

Goebel, S., Fischer, R., Ferstl, R. & Mehdorn, H.M. (2009). Normative data and psychometric properties for qualitative and quantitative scoring criteria of the Five-point Test. *The Clinical Neuropsychologist, 23*(4), 675–690. https://doi.org/10.1080/13854040802389185

Gold, R.M., Wiendl, H. & Hemmer, B. (2014). DGN-Leitlinie Diagnostik und Therapie der Multiplen Sklerose. *Aktuelle Neurologie, 41*(06), 326–327.

Goodkin, D.E., Hertsgaard, D. & Seminary, J. (1988). Upper extremity function in multiple sclerosis: improving assessment sensitivity with box-and-block and nine-hole peg tests. *Archives of Physical Medicine and Rehabilitation, 69*(10), 850–854.

Goverover, Y., Chiaravalloti, N.D., O'Brien, A.R. & DeLuca, J. (2018). Evidenced-Based Cognitive Rehabilitation for Persons with Multiple Sclerosis: An Updated Review of the Literature From 2007 to 2016. *Archives of Physical Medicine and Rehabilitation, 99*(2), 390–407. https://doi.org/10.1016/j.apmr.2017.07.021

Graham, S.L. & Klistorner, A. (2017). Afferent visual pathways in multiple sclerosis: a review. *Clinical & Experimental Ophthalmology, 45*(1), 62–72. https://doi.org/10.1111/ceo.12751

Greim, B. & Zettl, U.K. (2009). Neuropsychological disorders in multiple sclerosis. *Fortschritte Der Neurologie-Psychiatrie, 77* (Suppl. 1), S28-S31. https://doi.org/10.1055/s-0028-1109595

Gromisch, E.S., Kerns, R.D., Czlapinski, R., Beenken, B., Otis, J., Lo, A.C. et al. (2020). Cognitive Behavioral Therapy for the Management of Multiple Sclerosis-Related Pain: A Randomized Clinical Trial. *International journal of MS care, 22*(1), 8–14. https://doi.org/10.7224/1537-2073.2018-023

Gronwall, D.M. (1977). Paced auditory serial-addition task: a measure of recovery from concussion. *Perceptual and Motor Skills, 44*(2), 367–373. https://doi.org/10.2466/pms.1977.44.2.367

Grossman, P., Kappos, L., Gensicke, H., D'Souza, M., Mohr, D.C., Penner, I.K. et al. (2010). MS quality of life, depression, and fatigue improve after mindfulness training: a randomized trial. *Neurology, 75*(13), 1141–1149. https://doi.org/10.1212/WNL.0b013e3181f4d80d

Handel, A.E., Williamson, A.J., Disanto, G., Dobson, R., Giovannoni, G. & Ramagopalan, S.V. (2011). Smoking and multiple sclerosis: an updated meta-analysis. *PloS One, 6*(1), e16149. https://doi.org/10.1371/journal.pone.0016149

Hanken, K., Eling, P. & Hildebrandt, H. (2014). The representation of inflammatory signals in the brain – a model for subjective fatigue in multiple sclerosis. *Frontiers in Neurology, 5,* 264. https://doi.org/10.3389/fneur.2014.00264

Hansen, S. & Lautenbacher, S. (2017). Neuropsychological Assessment in Multiple Sclerosis: An Overview. *Zeitschrift für Neuropsychologie, 28*(2), 117–148. https://doi.org/10.1024/1016-264X/a000197

Hansen, S., Muenssinger, J., Kronhofmann, S., Lautenbacher, S., Oschmann, P. & Keune, P.M. (2015). Cognitive screening tools in multiple sclerosis revisited: sensitivity and specificity of a short version of Rao's Brief Repeatable Battery. *BMC neurology, 15,* 246. https://doi.org/10.1186/s12883-015-0497-8

Hansen, S., Muenssinger, J., Kronhofmann, S., Lautenbacher, S., Oschmann, P. & Keune, P.M. (2016). Cognitive screening in Multiple Sclerosis: the Five-Point Test as a substitute for the PASAT in measuring executive function. *The Clinical Neuropsychologist,* 1–14. https://doi.org/10.1080/13854046.2016.1241894

Hardt, C. (2006). Genetik und Umweltfaktoren. In R.M. Schmidt & F.A. Hoffmann (Hrsg.), *Multiple Sklerose* (4. Aufl., S. 19–31). München, Jena: Elsevier, Urban & Fischer.

Hautzinger, M., Bailer, M., Hofmeister, D. & Keller, F. (2012). *Allgemeine Depressionsskala (ADS).* Göttingen: Hogrefe.

Hawkes, C.H. (2007). Smoking is a risk factor for multiple sclerosis: a metanalysis. *Multiple Sclerosis (Houndmills, Basingstoke, England), 13*(5), 610–615. https://doi.org/10.1177/1352458506073501

Heaton, R.K., Chelune, G.J., Curtiss, G., Kay, G.G. & Talley, J.L. (1993). *Wisconsin card sorting test.* Psychological Assessment Resources.

Heesen, C., Schulz, K.H., Fiehler, J., Von der Mark, U., Otte, C., Jung, R. et al. (2010). Correlates of cognitive dysfunction in multiple sclerosis. *Brain, Behavior, and Immunity, 24*(7), 1148–1155. https://doi.org/10.1016/j.bbi.2010.05.006

Helmstaedter, C., Lendt, M. & Lux, S. (2001). *Verbaler Lern- und Merkfähigkeitstest (VLMT).* Göttingen: Beltz Test GmbH.

Hildebrandt, H., Brokate, B., Lanz, M., Ternes, T. & Timm, C. (2003). Exekutivfunktionsleistungen bei Patienten mit multipler Sklerose. *Aktuelle Neurologie, 30*(3), 118–126. https://doi.org/10.1055/s-2003-38272

Hoffmann, S., Tittgemeyer, M. & von Cramon, D.Y. (2007). Cognitive impairment in multiple sclerosis. *Current Opinion in Neurology, 20*(3), 275–280. https://doi.org/10.1097/WCO.0b013e32810c8e87

Hofmann, S.G., Sawyer, A.T., Witt, A.A. & Oh, D. (2010). The effect of mindfulness-based therapy on anxiety and depression: A meta-analytic review. *Journal of Consulting and Clinical Psychology, 78*(2), 169–183. https://doi.org/10.1037/a0018555

Hofstadt-van Oy, U., Keune, P.M., Muenssinger, J., Hagenburger, D. & Oschmann, P. (2015). Normative data and long-term test-retest reliability of the triple stimulation technique (TST) in multiple sclerosis. *Clinical Neurophysiology: Official Journal of the International Federation of Clinical Neurophysiology, 126*(2), 356–364. https://doi.org/10.1016/j.clinph.2014.05.032

Hoogerwerf, A.E.W., Bol, Y., Lobbestael, J., Hupperts, R. & van Heugten, C.M. (2017). Mindfulness-based cognitive therapy for severely fatigued multiple sclerosis patients: A waiting list controlled study. *Journal of Rehabilitation Medicine, 49*(6), 497–504. https://doi.org/10.2340/16501977-2237

Huppertz, M. (2011). *Achtsamkeitsübungen: Experimente mit einem anderen Lebensgefühl ; 85 Anleitungen für die Praxis* (Reihe Fachbuch : Achtsamkeit) (2. Aufl.). Paderborn: Junfermann.

Jasse, L., Vukusic, S., Durand-Dubief, F., Vartin, C., Piras, C., Bernard, M. et al. (2013). Persistent visual impairment in multiple sclerosis: prevalence, mechanisms and resulting disability. *Multiple Sclerosis (Houndmills, Basingstoke, England), 19*(12), 1618–1626. https://doi.org/10.1177/1352458513479840

Johnson, S.K., Lange, G., DeLuca, J., Korn, L.R. & Natelson, B. (1997). The effects of fatigue on neuropsychological performance in patients with chronic fatigue syndrome, multiple sclerosis, and depression. *Applied Neuropsychology, 4*(3), 145–153. https://doi.org/10.1207/s15324826an0403_1

Kabat-Zinn, J. (1990). *Full catastrophe living: how to cope with stress, pain, and illness using mindfulness meditation*. London: Doubleday.

Kern, S. & Ziemssen, T. (2009). Fatigue und Depression bei Multipler Sklerose – Einflüsse auf Therapie und Lebensqualität. In I.-K. Penner (Hrsg.), *Fatigue bei Multipler Sklerose: Grundlagen, Klinik, Diagnostik, Therapie* (S. 77–86). Bad Honnef: Hippocampus.

Kip, M., Zimmermann, A. & Bleß, H.-H. (2016). Epidemiologie der Multiplen Sklerose. In M. Kip, T. Schönfelder & H.-H. Bleß (Hrsg.), *Weißbuch Multiple Sklerose* (S. 13–21). Berlin, Heidelberg: Springer. https://doi.org/10.1007/978-3-662-49204-8_2

Klotz, L., Gold, R., Hemmer, B., Korn, T., Zipp, F., Hohlfeld, R. et al. (2011). Diagnostik der Multiplen Sklerose 2010 Revision der McDonald-Kriterien. *Der Nervenarzt, 82*(10), 1302–1309. https://doi.org/10.1007/s00115-011-3283-x

Kluger, B.M., Krupp, L.B. & Enoka, R.M. (2013). Fatigue and fatigability in neurologic illnesses: proposal for a unified taxonomy. *Neurology, 80*(4), 409–416. https://doi.org/10.1212/WNL.0b013e31827f07be

Koch-Henriksen, N. & Sørensen, P.S. (2010). The changing demographic pattern of multiple sclerosis epidemiology. The Lancet. *Neurology, 9*(5), 520–532. https://doi.org/10.1016/S1474-4422(10)70064-8

Krause, I., Kern, S., Horntrich, A. & Ziemssen, T. (2013). Employment status in multiple sclerosis: impact of disease-specific and non-disease-specific factors. *Multiple Sclerosis Journal, 19*(13), 1792–1799. https://doi.org/10.1177/1352458513485655

Krupp, L.B., Christodoulou, C., Melville, P., Scherl, W.F., MacAllister, W.S. & Elkins, L.E. (2004). Donepezil improved memory in multiple sclerosis in a randomized clinical trial. *Neurology, 63*(9), 1579–1585.

Krupp, L.B., Coyle, P.K., Doscher, C., Miller, A., Cross, A.H., Jandorf, L. et al. (1995). Fatigue therapy in multiple sclerosis: results of a double-blind, randomized, parallel trial of amantadine, pemoline, and placebo. *Neurology, 45*(11), 1956–1961. https://doi.org/10.1212/wnl.45.11.1956

Krupp, L.B. & Elkins, L.E. (2000). Fatigue and declines in cognitive functioning in multiple sclerosis. *Neurology, 55*(7), 934–939.

Kurtzke, J.F. (1983). Rating neurologic impairment in multiple sclerosis: an expanded disability status scale (EDSS). *Neurology, 33*(11), 1444–1452.

Küst, J. & Dettmers, C. (2014). Fahreignung bei Multipler Sklerose. *Der Nervenarzt, 85*(7), 829–834. https://doi.org/10.1007/s00115-014-4009-7

Langdon, D. (2010). Cognitive Impairment in Multiple Sclerosis – Recent Advances and Future Prospects. *European Neurological Review, 5*(1), 69. https://doi.org/10.17925/ENR.2010.05.01.69

Langdon, D.W., Amato, M.P., Boringa, J., Brochet, B., Foley, F., Fredrikson, S. et al. (2012). Recommendations for a Brief International Cognitive Assessment for Multiple Sclerosis (BICAMS). *Multiple Sclerosis (Houndmills, Basingstoke, England), 18*(6), 891–898. https://doi.org/10.1177/1352458511431076

Langdon, D.W., Benedict, R.H.B., Wicklein, E.M., Beckmann, K. & Fredrikson, S. (2013). Reports of patients and relatives from the CogniCIS study about cognition in clinically isolated syndrome: what are our patients telling us? *European Neurology, 69*(6), 346–351. https://doi.org/10.1159/000345698

Lassmann, H., Brück, W. & Lucchinetti, C.F. (2007). The Immunopathology of Multiple Sclerosis: An Overview. *Brain Pathology, 17*(2), 210–218. https://doi.org/10.1111/j.1750-3639.2007.00064.x

Lazeron, R.H.C., Boringa, J.B., Schouten, M., Uitdehaag, B.M.J., Bergers, E., Lindeboom, J. et al. (2005). Brain atrophy and lesion load as explaining parameters for cognitive impairment in multiple sclerosis. *Multiple Sclerosis (Houndmills, Basingstoke, England), 11*(5), 524–531. https://doi.org/10.1191/1352458505ms1201oa

Leavitt, V.M., Wylie, G.R., Girgis, P.A., DeLuca, J. & Chiaravalloti, N.D. (2014). Increased functional connectivity within memory networks following memory rehabilitation in multiple sclerosis. *Brain Imaging and Behavior, 8*(3), 394–402. https://doi.org/10.1007/s11682-012-9183-2

Levin, L.I., Munger, K.L., Rubertone, M.V., Peck, C.A., Lennette, E.T., Spiegelman, D. et al. (2005). Temporal relationship between elevation of epstein-barr virus antibody titers and initial onset of neurological symptoms in multiple sclerosis. *JAMA, 293*(20), 2496–2500. https://doi.org/10.1001/jama.293.20.2496

Lin, X., Tench, C.R., Morgan, P.S. & Constantinescu, C.S. (2008). Use of combined conventional and quantitative MRI to quantify pathology related to cognitive impairment in multiple sclerosis. *Journal of Neurology, Neurosurgery, and Psychiatry, 79*(4), 437–441. https://doi.org/10.1136/jnnp.2006.112177

Llufriu, S., Martinez-Heras, E., Solana, E., Sola-Valls, N., Sepulveda, M., Blanco, Y. et al. (2017). Structural networks involved in attention and executive functions in multiple sclerosis. NeuroImage. *Clinical, 13,* 288–296. https://doi.org/10.1016/j.nicl.2016.11.026

Lublin, F.D. & Reingold, S.C. (1996). Defining the clinical course of multiple sclerosis: results of an international survey. National Multiple Sclerosis Society (USA) Advisory Committee on Clinical Trials of New Agents in Multiple Sclerosis. *Neurology, 46*(4), 907–911.

Lynch, S.G., Dickerson, K.J. & Denney, D.R. (2010). Evaluating processing speed in multiple sclerosis: a comparison of two rapid serial processing measures. *The Clinical Neuropsychologist, 24*(6), 963–976. https://doi.org/10.1080/13854046.2010.502128

Manjaly, Z.-M., Harrison, N.A., Critchley, H.D., Do, C.T., Stefanics, G., Wenderoth, N. et al. (2019). Pathophysiological and cognitive mechanisms of fatigue in multiple sclerosis. *Journal of Neurology, Neurosurgery, and Psychiatry, 90*(6), 642–651. https://doi.org/10.1136/jnnp-2018-320050

Marrie, R.A., Reingold, S., Cohen, J., Stuve, O., Trojano, M., Sorensen, P.S. et al. (2015). The incidence and prevalence of psychiatric disorders in multiple sclerosis: a systematic review. *Multiple Sclerosis (Houndmills, Basingstoke, England), 21*(3), 305–317. https://doi.org/10.1177/1352458514564487

Mattioli, F., Stampatori, C., Bellomi, F., Danni, M., Compagnucci, L., Uccelli, A. et al. (2014). A RCT Comparing Specific Intensive Cognitive Training to Aspecific Psychological Intervention in RRMS: The SMICT Study. *Frontiers in Neurology, 5,* 278. https://doi.org/10.3389/fneur.2014.00278

McDonald, W.I., Compston, A., Edan, G., Goodkin, D., Hartung, H.P., Lublin, F.D. et al. (2001). Recommended diagnostic criteria for multiple sclerosis: guidelines from the International Panel on the diagnosis of multiple sclerosis. *Annals of Neurology, 50*(1), 121–127.

Metzger, T.B. & K. (2016). Achtsamkeit als Therapie kognitiver Funktionen: Eine Chance für die klinische Neuropsychologie. *Zeitschrift für Neuropsychologie, 27*(2), 95–105. https://doi.org/10.1024/1016-264X/a000176

Meyer-Moock, S., Feng, Y.-S., Maeurer, M., Dippel, F.-W. & Kohlmann, T. (2014). Systematic literature review and validity evaluation of the Expanded Disability Status Scale (EDSS) and the Multiple Sclerosis Functional Composite (MSFC) in patients with multiple sclerosis. *BMC neurology, 14,* 58. https://doi.org/10.1186/1471-2377-14-58

Morrow, S.A., Rosehart, H. & Johnson, A.M. (2015). Diagnosis and quantification of cognitive fatigue in multiple sclerosis. *Cognitive and Behavioral Neurology: Official Journal of the Society for Behavioral and Cognitive Neurology, 28*(1), 27–32. https://doi.org/10.1097/WNN.0000000000000050

Moss-Morris, R., Harrison, A.M., Safari, R., Norton, S., van der Linden, M.L., Picariello, F. et al. (2019). Which behavioural and exercise interventions targeting fatigue show the most promise in multiple sclerosis? A systematic review with narrative synthesis and meta-analysis. *Behaviour Research and Therapy,* 103464. https://doi.org/10.1016/j.brat.2019.103464

Motl, R.W., McAuley, E. & Snook, E.M. (2005). Physical activity and multiple sclerosis: a meta-analysis. *Multiple Sclerosis (Houndmills, Basingstoke, England), 11*(4), 459–463. https://doi.org/10.1191/1352458505ms1188oa

Müller, S.V. (2013). *Störungen der Exekutivfunktionen* (Fortschritte der Neuropsychologie). Göttingen: Hogrefe.

Nathoo, N. & Mackie, A. (2017). Treating depression in multiple sclerosis with antidepressants: A brief review of clinical trials and exploration of clinical symptoms to guide treatment decisions. *Multiple Sclerosis and Related Disorders, 18,* 177–180. https://doi.org/10.1016/j.msard.2017.10.004

Niedeggen, M. & Jörgens, S. (2005). *Visuelle Wahrnehmungsstörungen* (Fortschritte der Neuropsychologie). Göttingen: Hogrefe.

Nielsen, J., Schnell, R., Markett, S., Saliger, J., Arling, V. & Karbe, H. (2020). Welche Bedeutung haben „nicht-sichtbare MS-Symptome“ (Fatigue, kognitive Dysfunktion, Depression) für die berufliche Leistungsbeurteilung von Multiple-Sklerose-Erkrankten 2 Jahre nach der stationären Primärevaluation? *Zeitschrift für Neuropsychologie, 31*(1), 11–25. https://doi.org/10.1024/1016-264X/a000280

Niemann, H. & Hartje, W. (2016). *Fahreignung bei neurologischen Erkrankungen* (Fortschritte der Neuropsychologie). Göttingen: Hogrefe.

Niemann, H., Sturm, W., Thöne-Otto, A. I. & Willmes, K. (2008). *CVLT California verbal learning test*. Frankfurt am Main: Pearson Assessment & Information GmbH.

O'Brien, A. R., Chiaravalloti, N., Goverover, Y. & Deluca, J. (2008). Evidenced-based cognitive rehabilitation for persons with multiple sclerosis: a review of the literature. *Archives of Physical Medicine and Rehabilitation, 89*(4), 761–769. https://doi.org/10.1016/j.apmr.2007.10.019

Olivares, T., Nieto, A., Sánchez, M. P., Wollmann, T., Hernández, M. A. & Barroso, J. (2005). Pattern of neuropsychological impairment in the early phase of relapsing-remitting multiple sclerosis. *Multiple Sclerosis (Houndmills, Basingstoke, England), 11*(2), 191–197. https://doi.org/10.1191/1352458505ms1139oa

Oliveri, R. L., Sibilia, G., Valentino, P., Russo, C., Romeo, N. & Quattrone, A. (1998). Pulsed methylprednisolone induces a reversible impairment of memory in patients with relapsing-remitting multiple sclerosis. *Acta Neurologica Scandinavica, 97*(6), 366–369.

Pagnini, F., Cavalera, C., Rovaris, M., Mendozzi, L., Molinari, E., Phillips, D. et al. (2019). Longitudinal associations between mindfulness and well-being in people with multiple sclerosis. *International journal of clinical and health psychology: IJCHP, 19*(1), 22–30. https://doi.org/10.1016/j.ijchp.2018.11.003

Pantano, P., Mainero, C. & Caramia, F. (2006). Functional brain reorganization in multiple sclerosis: evidence from fMRI studies. *Journal of neuroimaging: official journal of the American Society of Neuroimaging, 16*(2), 104–114. https://doi.org/10.1111/j.1552-6569.2006.00029.x

Pantano, P., Mainero, C., Lenzi, D., Caramia, F., Iannetti, G. D., Piattella, M. C. et al. (2005). A longitudinal fMRI study on motor activity in patients with multiple sclerosis. *Brain: a journal of neurology, 128*(Pt 9), 2146–2153. https://doi.org/10.1093/brain/awh549

Patejdl, R. & Zettl, U. K. (2017). Spasticity in multiple sclerosis: Contribution of inflammation, autoimmune mediated neuronal damage and therapeutic interventions. *Autoimmunity Reviews, 16*(9), 925–936. https://doi.org/10.1016/j.autrev.2017.07.004

Paul, R. H., Beatty, W. W., Schneider, R., Blanco, C. R. & Hames, K. A. (1998). Cognitive and physical fatigue in multiple sclerosis: relations between self-report and objective performance. *Applied Neuropsychology, 5*(3), 143–148. https://doi.org/10.1207/s15324826an0503_5

Penner, I. K., Raselli, C., Stöcklin, M., Opwis, K., Kappos, L. & Calabrese, P. (2009). The Fatigue Scale for Motor and Cognitive Functions (FSMC): validation of a new instrument to assess multiple sclerosis-related fatigue. *Multiple Sclerosis (Houndmills, Basingstoke, England), 15*(12), 1509–1517. https://doi.org/10.1177/1352458509348519

Penner, I.-K. (Hrsg.). (2009). *Fatigue bei Multipler Sklerose: Grundlagen, Klinik, Diagnostik, Therapie*. Bad Honnef: Hippocampus.

Penner, I.-K. & Calabrese, P. (2007). Kognitive Störungen und Fatigue bei Patienten mit Multipler Sklerose – Über den Einsatz subjektiver und objektiver Screeningverfahren. *psychoneuro, 33*(12), 508–515. https://doi.org/10.1055/s-2008-1038304

Penner, I.-K., Kandziora, P., Poettgen, J., Heesen, C., Lang, M. & Schreiber, H. (2015). German Validation of the Brief International Cognitive Assessment for Multiple Sclerosis (BICAMS) (P5.196). *Neurology, 84*(14 Supplement).

Penner, I.-K., Rausch, M., Hardmeier, M., Kappos, L. & Radü, E.-W. (2001). Altered functional activation in MS patients with reduced attentional performance demonstrated with functional MRI. *NeuroImage, 13*(6), 347. https://doi.org/10.1016/S1053-8119(01)91690-8

Penner, I.-K., Rausch, M., Kappos, L., Opwis, K. & Radü, E.W. (2003). Analysis of impairment related functional architecture in MS patients during performance of different attention tasks. *Journal of Neurology, 250*(4), 461–472. https://doi.org/10.1007/s00415-003-1025-0

Petermann, F. & Wechsler, D. (Hrsg.). (2014). *Wechsler Adult Intelligence Scale – fourth edition (WAIS-IV): Grundlagen, Testauswertung und Interpretation* (Always learning) (2., erw. Aufl.). Frankfurt M.: Pearson.

Petersen, G., Wittmann, R., Arndt, V. & Göpffarth, D. (2014). Epidemiologie der Multiplen Sklerose in Deutschland: Regionale Unterschiede und Versorgungsstruktur in Abrechnungsdaten der gesetzlichen Krankenversicherung. *Der Nervenarzt, 85*(8), 990–998. https://doi.org/10.1007/s00115-014-4097-4

Pliskin, N.H., Hamer, D.P., Goldstein, D.S., Towle, V.L., Reder, A.T., Noronha, A. et al. (1996). Improved delayed visual reproduction test performance in multiple sclerosis patients receiving interferon beta-1b. *Neurology, 47*(6), 1463–1468.

Polman, C.H., Reingold, S.C., Banwell, B., Clanet, M., Cohen, J.A., Filippi, M. et al. (2011). Diagnostic criteria for multiple sclerosis: 2010 revisions to the McDonald criteria. *Annals of Neurology, 69*(2), 292–302. https://doi.org/10.1002/ana.22366

Portaccio, E., Goretti, B., Zipoli, V., Siracusa, G., Sorbi, S. & Amato, M.P. (2009). A short version of Rao's Brief Repeatable Battery as a screening tool for cognitive impairment in multiple sclerosis. *The Clinical Neuropsychologist, 23*(2), 268–275. https://doi.org/10.1080/13854040801992815

Potagas, C., Giogkaraki, E., Koutsis, G., Mandellos, D., Tsirempolou, E., Sfagos, C. et al. (2008). Cognitive impairment in different MS subtypes and clinically isolated syndromes. *Journal of the Neurological Sciences, 267*(1–2), 100–106. https://doi.org/10.1016/j.jns.2007.10.002

Prakash, R.S., Snook, E.M., Lewis, J.M., Motl, R.W. & Kramer, A.F. (2008). Cognitive impairments in relapsing-remitting multiple sclerosis: a meta-analysis. *Multiple Sclerosis (Houndmills, Basingstoke, England), 14*(9), 1250–1261. https://doi.org/10.1177/1352458508095004

Pucci, E., Branãs, P., D'Amico, R., Giuliani, G., Solari, A. & Taus, C. (2007). Amantadine for fatigue in multiple sclerosis. *The Cochrane Database of Systematic Reviews,* (1), CD002818. https://doi.org/10.1002/14651858.CD002818.pub2

Pusswald, G., Mildner, C., Zebenholzer, K., Auff, E. & Lehrner, J. (2014). A neuropsychological rehabilitation program for patients with Multiple Sclerosis based on the model of the ICF. *NeuroRehabilitation, 35*(3), 519–527. https://doi.org/10.3233/NRE-141145

Rae-Grant, A.D., Eckert, N.J., Bartz, S. & Reed, J.F. (1999). Sensory symptoms of multiple sclerosis: a hidden reservoir of morbidity. *Multiple Sclerosis (Houndmills, Basingstoke, England), 5*(3), 179–183. https://doi.org/10.1177/135245859900500307

Rammohan, K.W., Rosenberg, J.H., Lynn, D.J., Blumenfeld, A.M., Pollak, C.P. & Nagaraja, H.N. (2002). Efficacy and safety of modafinil (Provigil) for the treatment of fatigue in multiple sclerosis: a two centre phase 2 study. *Journal of Neurology, Neurosurgery, and Psychiatry, 72*(2), 179–183. https://doi.org/10.1136/jnnp.72.2.179

Rao et al. (1990). *A manual for the Brief, Repeatable Battery of Neuropsychological Tests in Multiple Sclerosis*. Milwaukee, WI: Medical College of Wisconsin.
Rao, S.M. & Leo, G.J. (1988). Mood disorder in multiple sclerosis. *Archives of Neurology, 45*(3), 247–248.
Rao, S.M., Leo, G.J., Bernardin, L. & Unverzagt, F. (1991). Cognitive dysfunction in multiple sclerosis. I. Frequency, patterns, and prediction. *Neurology, 41*(5), 685–691.
Rao, S.M., Leo, G.J., Haughton, V.M., St Aubin-Faubert, P. & Bernardin, L. (1989). Correlation of magnetic resonance imaging with neuropsychological testing in multiple sclerosis. *Neurology, 39*(2 Pt 1), 161–166.
Regard, M., Strauss, E. & Knapp, P. (1982). Children's production on verbal and non-verbal fluency tasks. *Perceptual and Motor Skills, 55*(3 Pt 1), 839–844. https://doi.org/10.2466/pms.1982.55.3.839
Rey, A. (1941). The psychological examination in cases of traumatic encepholopathy. Problems. *Archives de Psychologie, 28,* 215–285.
Rieckmann, P., Albrecht, M., Kitze, B., Weber, T., Tumani, H., Broocks, A. et al. (1995). Tumor necrosis factor-alpha messenger RNA expression in patients with relapsing-remitting multiple sclerosis is associated with disease activity. *Annals of Neurology, 37*(1), 82–88. https://doi.org/10.1002/ana.410370115
Rocca, M.A., Amato, M.P., De Stefano, N., Enzinger, C., Geurts, J.J., Penner, I.-K. et al. (2015). Clinical and imaging assessment of cognitive dysfunction in multiple sclerosis. The Lancet. *Neurology, 14*(3), 302–317. https://doi.org/10.1016/S1474-4422(14)70250-9
Rocca, M.A., Valsasina, P., Absinta, M., Riccitelli, G., Rodegher, M.E., Misci, P. et al. (2010). Default-mode network dysfunction and cognitive impairment in progressive MS. *Neurology, 74*(16), 1252–1259. https://doi.org/10.1212/WNL.0b013e3181d9ed91
Rocca, M.A., Valsasina, P., Hulst, H.E., Abdel-Aziz, K., Enzinger, C., Gallo, A. et al. (2014). Functional correlates of cognitive dysfunction in multiple sclerosis: A multicenter fMRI Study. *Human Brain Mapping, 35*(12), 5799–5814. https://doi.org/10.1002/hbm.22586
Rogers, J.M. & Panegyres, P.K. (2007). Cognitive impairment in multiple sclerosis: evidence-based analysis and recommendations. *Journal of Clinical Neuroscience: Official Journal of the Neurosurgical Society of Australasia, 14*(10), 919–927. https://doi.org/10.1016/j.jocn.2007.02.006
Roosendaal, S.D., Schoonheim, M.M., Hulst, H.E., Sanz-Arigita, E.J., Smith, S.M., Geurts, J.J.G. et al. (2010). Resting state networks change in clinically isolated syndrome. *Brain: A Journal of Neurology, 133*(Pt 6), 1612–1621. https://doi.org/10.1093/brain/awq058
Rudroff, T., Kindred, J.H. & Ketelhut, N.B. (2016). Fatigue in Multiple Sclerosis: Misconceptions and Future Research Directions. *Frontiers in Neurology, 7,* 122. https://doi.org/10.3389/fneur.2016.00122
Sandroff, B.M., Motl, R.W., Scudder, M.R. & DeLuca, J. (2016). Systematic, Evidence-Based Review of Exercise, Physical Activity, and Physical Fitness Effects on Cognition in Persons with Multiple Sclerosis. *Neuropsychology Review, 26*(3), 271–294. https://doi.org/10.1007/s11065-016-9324-2
Sandry, J., Paxton, J. & Sumowski, J.F. (2016). General Mathematical Ability Predicts PASAT Performance in MS Patients: Implications for Clinical Interpretation and Cognitive Reserve. *Journal of the International Neuropsychological Society: JINS, 22*(3), 375–378. https://doi.org/10.1017/S1355617715001307
Schiavolin, S., Leonardi, M., Giovannetti, A.M., Antozzi, C., Brambilla, L., Confalonieri, P. et al. (2013). Factors related to difficulties with employment in patients with multiple

sclerosis: a review of 2002–2011 literature. *International Journal of Rehabilitation Research, 36*(2), 105–111. https://doi.org/10.1097/MRR.0b013e32835c79ea

Schlaeger, R. & Fuhr, P. (2009). Symptomatische medikamentöse Behandlung des Fatigue. In I.-K. Penner (Hrsg.), *Fatigue bei Multipler Sklerose: Grundlagen, Klinik, Diagnostik, Therapie*. Bad Honnef: Hippocampus.

Schoonheim, M.M., Meijer, K.A. & Geurts, J.J.G. (2015). Network collapse and cognitive impairment in multiple sclerosis. *Frontiers in Neurology, 6,* 82. https://doi.org/10.3389/fneur.2015.00082

Schulz, D., Kopp, B., Kunkel, A. & Faiss, J.H. (2006). Cognition in the early stage of multiple sclerosis. *Journal of Neurology, 253*(8), 1002–1010. https://doi.org/10.1007/s00415-006-0145-8

Segal, Z.V., Williams, J.M.G. & Teasdale, J.D. (2002). *Mindfulness-based cognitive therapy for depression: a new approach to preventing relapse*. New York: Guilford Press.

Shah, A. (2009). Fatigue in multiple sclerosis. *Physical Medicine and Rehabilitation Clinics of North America, 20*(2), 363–372. https://doi.org/10.1016/j.pmr.2008.12.003

Shin, M.-S., Park, S.-Y., Park, S.-R., Seol, S.-H. & Kwon, J.S. (2006). Clinical and empirical applications of the Rey-Osterrieth Complex Figure Test. *Nature Protocols, 1*(2), 892–899. https://doi.org/10.1038/nprot.2006.115

Simpson, R., Booth, J., Lawrence, M., Byrne, S., Mair, F. & Mercer, S. (2014). Mindfulness based interventions in multiple sclerosis – a systematic review. *BMC Neurology, 14*(1). https://doi.org/10.1186/1471-2377-14-15

Simpson, R., Mair, F.S. & Mercer, S.W. (2017). Mindfulness-based stress reduction for people with multiple sclerosis – a feasibility randomised controlled trial. *BMC neurology, 17*(1), 94. https://doi.org/10.1186/s12883-017-0880-8

Smith, A. (1982). *Symbol Digit Modalities Test (SDMT). Manual (Revised)*. Los Angeles: Western Psychological Services.

Smith, S.J. & Young, C.A. (2000). The role of affect on the perception of disability in multiple sclerosis. *Clinical Rehabilitation, 14*(1), 50–54. https://doi.org/10.1191/026921500676724210

Spitzer, E. & Pakenham, K.I. (2018). Evaluation of a brief community-based mindfulness intervention for people with multiple sclerosis: A pilot study: Brief mindfulness for MS. *Clinical Psychologist, 22*(2), 182–191. https://doi.org/10.1111/cp.12108

Strober, L., Englert, J., Munschauer, F., Weinstock-Guttman, B., Rao, S. & Benedict, R.H.B. (2009). Sensitivity of conventional memory tests in multiple sclerosis: comparing the Rao Brief Repeatable Neuropsychological Battery and the Minimal Assessment of Cognitive Function in MS. *Multiple Sclerosis (Houndmills, Basingstoke, England), 15*(9), 1077–1084. https://doi.org/10.1177/1352458509106615

Sturm, W. (2005). *Aufmerksamkeitsstörungen* (Fortschritte der Neuropsychologie). Göttingen: Hogrefe.

Sturm, W. (2006). *WAF-Testbatterie (Wahrnehmungs- und Aufmerksamkeitsfunktionen)*. Wien: Schuhfried.

Swirsky-Sacchetti, T., Mitchell, D.R., Seward, J., Gonzales, C., Lublin, F., Knobler, R. et al. (1992). Neuropsychological and structural brain lesions in multiple sclerosis: a regional analysis. *Neurology, 42*(7), 1291–1295.

Thaut, M.H., Peterson, D.A., McIntosh, G.C. & Hoemberg, V. (2014). Music mnemonics aid Verbal Memory and Induce Learning – Related Brain Plasticity in Multiple Sclerosis. *Frontiers in Human Neuroscience, 8,* 395. https://doi.org/10.3389/fnhum.2014.00395

The Canadian MS Research Group. (1987). A randomized controlled trial of amantadine in fatigue associated with multiple sclerosis. The Canadian MS Research Group. The Canadian Journal of Neurological Sciences. *Le Journal Canadien des Sciences Neurologiques, 14*(3), 273–278. https://doi.org/10.1017/s0317167100026603

Thompson, A.J., Banwell, B.L., Barkhof, F., Carroll, W.M., Coetzee, T., Comi, G. et al. (2018). Diagnosis of multiple sclerosis: 2017 revisions of the McDonald criteria. The Lancet. *Neurology, 17*(2), 162–173. https://doi.org/10.1016/S1474-4422(17)30470-2

Thöne-Otto, A. & Markowitsch, H.J. (2004). *Gedächtnisstörungen nach Hirnschäden* (Fortschritte der Neuropsychologie). Göttingen: Hogrefe.

Tremlett, H., Zhao, Y., Joseph, J., Devonshire, V. & UBCMS Clinic Neurologists. (2008). Relapses in multiple sclerosis are age- and time-dependent. *Journal of Neurology, Neurosurgery, and Psychiatry, 79*(12), 1368–1374. https://doi.org/10.1136/jnnp.2008.145805

Tremlett, H., Zhu, F., Ascherio, A. & Munger, K.L. (2018). Sun exposure over the life course and associations with multiple sclerosis. *Neurology, 90*(14), e1191 – e1199. https://doi.org/10.1212/WNL.0000000000005257

Ulrichsen, K.M., Kaufmann, T., Dørum, E.S., Kolskår, K.K., Richard, G., Alnæs, D. et al. (2016). Clinical Utility of Mindfulness Training in the Treatment of Fatigue After Stroke, Traumatic Brain Injury and Multiple Sclerosis: A Systematic Literature Review and Meta-analysis. *Frontiers in Psychology, 7,* 912. https://doi.org/10.3389/fpsyg.2016.00912

Unverzagt, F.W., Rao, S.M. & Antuono, P. (1991). Oral physostigmine in the treatment of memory loss in multiple sclerosis. *Journal of Clinical and Experimental Neuropsychology, 13,* 74.

Uttner, I., Muller, S., Zinser, C., Maier, M., Sussmuth, S., Claus, A. et al. (2005). Reversible impaired memory induced by pulsed methylprednisolone in patients with MS. *Neurology, 64*(11), 1971–1973. https://doi.org/10.1212/01.WNL.0000163804.94163.91

van den Akker, L.E., Beckerman, H., Collette, E.H., Eijssen, I.C.J.M., Dekker, J. & de Groot, V. (2016). Effectiveness of cognitive behavioral therapy for the treatment of fatigue in patients with multiple sclerosis: A systematic review and meta-analysis. *Journal of Psychosomatic Research, 90,* 33–42. https://doi.org/10.1016/j.jpsychores.2016.09.002

van den Akker, L.E., Beckerman, H., Collette, E.H., Twisk, J.W., Bleijenberg, G., Dekker, J. et al. (2017). Cognitive behavioral therapy positively affects fatigue in patients with multiple sclerosis: Results of a randomized controlled trial. *Multiple Sclerosis (Houndmills, Basingstoke, England), 23*(11), 1542–1553. https://doi.org/10.1177/1352458517709361

Waldman, A., Ghezzi, A., Bar-Or, A., Mikaeloff, Y., Tardieu, M. & Banwell, B. (2014). Multiple sclerosis in children: an update on clinical diagnosis, therapeutic strategies, and research. The Lancet. *Neurology, 13*(9), 936–948. https://doi.org/10.1016/S1474-4422(14)70093-6

Warrington, E.K. & James, M. (1991). *The visual object and space perception battery.* Bury St Edmunds: Thames Valley Test Company.

Weinstein, A., Schwid, S.R., Schiffer, R.B., McDermott, M.P., Giang, D.W., Goodman, A.D. et al. (1999). Neuropsychologic status in multiple sclerosis after treatment with glatiramer. *Archives of Neurology, 56*(3), 319–324.

White, A.T., Lee, J.N., Light, A.R. & Light, K.C. (2009). Brain activation in multiple sclerosis: a BOLD fMRI study of the effects of fatiguing hand exercise. *Multiple Sclerosis (Houndmills, Basingstoke, England), 15*(5), 580–586. https://doi.org/10.1177/1352458508100034

White, A. T., Wilson, T. E., Davis, S. L. & Petajan, J. H. (2000). Effect of precooling on physical performance in multiple sclerosis. *Multiple Sclerosis (Houndmills, Basingstoke, England), 6*(3), 176–180. https://doi.org/10.1177/135245850000600307

WHO. (2008). *Atlas multiple sclerosis resources in the world 2008*. Geneva: WHO.

Widder, B. (2009). Sozialmedizinische Beurteilung und Begutachtung. In I.-K. Penner (Hrsg.), *Fatigue bei Multipler Sklerose: Grundlagen, Klinik, Diagnostik, Therapie*. Bad Honnef: Hippocampus.

Zakharova, M. Y., Belyanina, T. A., Sokolov, A. V., Kiselev, I. S. & Mamedov, A. E. (2019). The Contribution of Major Histocompatibility Complex Class II Genes to an Association with Autoimmune Diseases. *Acta Naturae, 11*(4), 4–12. https://doi.org/10.32607/20758251-2019-11-4-4-12

Ziemssen, T., Hoffman, J., Apfel, R. & Kern, S. (2008). Effects of glatiramer acetate on fatigue and days of absence from work in first-time treated relapsing-remitting multiple sclerosis. *Health and Quality of Life Outcomes, 6*, 67. https://doi.org/10.1186/1477-7525-6-67

Zifko, U. A., Rupp, M., Schwarz, S., Zipko, H. T. & Maida, E. M. (2002). Modafinil in treatment of fatigue in multiple sclerosis. Results of an open-label study. *Journal of Neurology, 249*(8), 983–987. https://doi.org/10.1007/s00415-002-0765-6

Zimmermann, P. & Fimm, B. (2009). *Testbatterie zur Aufmerksamkeitsprüfung (TAP)*. Herzogenrath: Psytest.

8 Glossar

Ataxie
Störung der Bewegungskoordination

Autoimmunität
Fehlgeleitete Abwehraktivität des Immunsystems gegen körpereigene Strukturen

Basistherapie
Verlaufsmodifizierende pharmakologische Therapie der MS zur Vorbeugung von Schüben und einer Verlangsamung des Krankheitsverlaufs. Sollten die Medikamente nicht ansprechen oder sich ein hochaktiver Krankheitsverlauf abzeichnen, wird auf eine Eskalationstherapie umgestellt.

Cingulum, anteriores
Teil des limbischen Systems; unter anderem an der Regulation autonomer Prozesse, an Lern- und Gedächtnisprozessen sowie der Verarbeitung von Emotionen beteiligt

Demyelinisierung (Entmarkung)
Schädigung der isolierenden Myelinscheiden, die die Axone umgeben und essenziell für eine saltatorische Ausbreitung der Depolarisation sind. Folge dieser Entmarkung ist eine gestörte bzw. verlangsamte Weiterleitung elektrischer Impulse.

Diplopie (Doppelbilder)
Doppelbilder, in der Regel beim zweiäugigen Sehen, die aus Fehlstellungen der Augäpfel bzw. Störungen der Okulomotorik resultieren

Dissemination
dt. Verbreitung

Dyskonnektions-Syndrom
Integrativer Erklärungsansatz für das Entstehen kognitiver Beeinträchtigungen bei MS, der von einem Zusammenwirken von fokalen Läsionen sowie Schäden an strategisch bedeutsamen Strukturen der weißen und grauen Hirnsubstanz ausgeht

Dysarthrie
Störung der Sprachproduktion mit neurologischer Ursache (anatomischer Sprechapparat intakt), die in der Regel eine logopädische Mitbehandlung erfordern; von Sprachstörungen (Dys-/Aphasien) zu unterscheiden

EDSS
siehe *Expanded Disability Status Scale*

Erwerbsfähigkeit
bezeichnet die Befähigung, die Arbeitsgelegenheiten, die sich aufgrund der Fähigkeiten und Qualifikationen im wirtschaftlichen Leben bieten, nutzen zu können, um Einkommen zu erwerben; kann man einer bisher ausgeübten beruflichen Tätigkeit nicht mehr oder nur noch mit erheblichen Einschränkungen nachkommen, spricht man von einer *Minderung der Erwerbsfähigkeit*

Eskalationstherapie
Sollte die medikamentöse Basistherapie der MS nicht ausreichen, um die Krankheitsaktivität einzudämmen, kann deeskalierend mit einer Aufdosierung oder Umstellung der verabreichten Medikamente reagiert werden.

Evozierte Potenziale

Mittels Elektroenzephalographie (EEG) ableitbare Potenzialveränderungen (hervorgerufen durch gezielt gesetzte Sinnesreize), die an der Kopfoberfläche gemessen werden können

Expanded Disability Status Scale

Internationaler Standard zur Beurteilung des Schweregrads der (körperlichen) Beeinträchtigung durch MS mit einem Fokus auf der Gehfähigkeit. Mit der Skala werden verschiedene funktionelle Systeme bewertet und mit einem Gesamtwert zwischen 0 und 10 abgebildet.

Fatigue

Gefühl bzw. Zustand von Ermüdung und starker Erschöpfung. Es kann zwischen somatischer und kognitiver Fatigue unterschieden werden. Der subjektiv erlebte Mangel an Energie und Belastbarkeit zählt zu den häufigsten MS-Symptomen und führt zu erheblichen Beeinträchtigungen.

Gadolinium

Kontrastmittel für MRT-Untersuchungen, das sich aufgrund der gestörten Blut-Hirn-Schranke besonders in tumorösem und entzündlich verändertem Gewebe anreichert und somit auch im Bereich von MS-Läsionen; erscheint hyperintens (d.h. hell im Bild)

Glatirameracetat

Mischung synthetischer Proteine mit bislang nicht sicher geklärtem Wirkmechanismus, der zur Schubprophylaxe eingesetzt werden kann

Graue Substanz

Hirn- bzw. Rückenmarksanteil mit hohem Anteil an Nervenzellkörpern (im Gegensatz zur faserreichen weißen Substanz); umfasst sowohl die Hirnrinde als auch tiefe Hirnkerne und den Rückenmarkskern; die Farbbezeichnung rührt vom Erscheinungsbild nach Formalinfixierung her.

Homöostase

In der Physiologie Aufrechterhaltung möglichst konstanter, in reguliertem Maße flexibler Gleichgewichte in offenen Systemen, die durch Regelkreise aufrechterhalten werden, zum Beispiel Blutdruck, Elektrolytkonzentrationen, Säure-Basen-Haushalt, Blutzucker etc.

Hypästhesie

Lokal begrenztes oder allgemein reduziertes Berührungs- und Druckempfinden verschiedener Ursachen (zum Beispiel Hautläsionen, periphere Nervenschädigungen, Nervenwurzelläsionen, Läsionen der aufsteigenden Faserbahnen (wie bei MS))

Hypertonus/Hypotonus, muskulärer

Hoher bzw. niedriger Spannungsgrad der Muskulatur ohne Längenveränderung (siehe auch *Parese*)

Inflammatorische Aktivität

Entzündungsaktivität, die sich im Rahmen der MS-Erkrankung gegen Strukturen des ZNS des eigenen Körpers (autoinflammatorisch) richtet und zum Beispiel Demyelinisierung verursacht

Infratentoriell

Anteile des ZNS, die anatomisch unterhalb des Tentorium Cerebelli (Einstülpung der Dura Mater zwischen Groß- und Kleinhirn) in der hinteren Schädelgrube liegen. Infratentorielle Hirnanteile umfassen somit Kleinhirn und Hirnstamm.

Interferon β

Wirkstoff aus der Familie der Zytokine, der aufgrund seiner immunmodulierenden Wirkung den Krankheitsfortschritt verlangsamt und als Schubprophylaxe dient

Interozeption
Wahrnehmung des eigenen Körpers; umfasst Wahrnehmung der Position des Körpers und seiner Glieder (Propriozeption) sowie der Organtätigkeit (Viszerozeption)

Juxtakortikal
Anatomische Bezeichnung für Hirnareale nahe der Hirnrinde (siehe *Graue Substanz*); gilt als typische Region für MS-Läsionen

Klinisch isoliertes Syndrom (KIS)
Erste neurologische Symptomatik, die auf einen entzündlichen ZNS-Prozess hindeutet, aber noch nicht die Kriterien örtlicher und zeitlicher Dissemination aufweist, die für die Diagnose einer MS erforderlich sind

Kortison(-stoßtherapie)
Steroidhormon, das unter anderem immunsuppressiv wirkt und bei zahlreichen Autoimmunerkrankungen therapeutische Verwendung findet. Im Rahmen einer MS-Erkrankung wird Kortison über einen kurzen Zeitraum in einer hohen Dosis appliziert (Stoßtherapie).

Leistungsfähigkeit (capacity)
bezeichnet das maximale Leistungsvermögen, zum Beispiel unter standardisierten Testbedingungen; in Abgrenzung zu *Leistung (performance)*, die das Durchführen von Aufgaben unter realen und üblichen Bedingungen kennzeichnet

Liquoruntersuchung
Untersuchung der Cerebrospinalflüssigkeit (der das ZNS umgebenden Flüssigkeit) zur direkten Feststellung von Antikörpern oder krankhaften Veränderungen der Zellpopulation im entnommenen Nervenwasser

McDonald-Kriterien
Kriterien zur Diagnosestellung einer MS-Erkrankung, bei denen insbesondere eine zeitliche sowie örtliche Dissemination erfüllt sein müssen

Magnetresonanztomographie (MRT)
Bildgebendes Verfahren, bei dem durch starke Magnetfelder Wasserstoffkerne resonant angeregt werden und in der Folge ein messbares elektrisches Signal induzieren, das jeweils spezifisch für bestimmte Gewebearten (abhängig von ihrem Wasserstoffgehalt) ist; durch Rekonstruktion lassen sich aus diesen Messungen Schnittbilder generieren, bei denen sich anatomische Strukturen je nach Gewichtung (T1/T2/FLAIR/...) in unterschiedlicher Intensität darstellen; deutlich strahlenärmer als CT-Untersuchungen und Standardinstrument in der Diagnostik von MS-Erkrankungen.

Monoklonaler Antikörper
Antikörper, die von einem einzigen Zellklon (zurückgehend auf einen einzelnen B-Lymphozyten) produziert werden und mit derselben Zielstruktur reagieren; werden pharmakologisch eingesetzt, um möglichst spezifisch die physiologische Immunreaktion gegen pathologische Ziele zu aktivieren (zum Beispiel auch Tumorzellen) und diese so zu eliminieren; Ocrelizumab (bei PPMS) und Rituximab (Off-label-Verwendung bei MS) zum Beispiel reagieren auf CD20-Antigene an körpereigenen (bei MS pathologisch überaktiven, zum Teil autoimmunen) B-Lymphozyten, die so von T-Zellen des körpereigenen Immunsystems erkannt und eliminiert werden sollen.

Neurodegeneration
Verlust axonaler und neuronaler Strukturen

Nervus vagus
Zehnter Hirnnerv (lat. *vagari*=umherstreifen) und zugleich längster Nerv des Parasympathikus mit vielfältigen Innervationsgebieten

Nystagmus, okulärer

Unwillkürliche rhythmische Bewegungen der Augen, meist horizontale Schlagmuster (bei zentraler Schädigung aber auch vertikale Muster möglich); physiologisch zum Beispiel bei Blickfolgebewegungen (zum Beispiel Blick aus dem fahrenden Zug auf die Menschen am Gleis), pathologisch zum Beispiel bei Schädigungen des Gleichgewichtsorgans oder des Hirnstamms: Ausdruck der Fehlkoordination zwischen Gleichgewichtssinn und Sehen

Oligoklonale Banden

Im Liquor feststellbarer Befund erhöhter Antikörperkonzentrationen, der sich nach Auftrennung der Proteine ergibt, und als Anzeichen entzündlicher Prozesse im ZNS angesehen werden kann

Optikusneuritis

Entzündung der Sehnerven, zum Beispiel durch MS-bedingte Demyelinisierung, autoimmune Gefäßentzündungen, virale Erkrankungen oder Intoxikationen; äußert sich durch einseitige subakute Sehstörungen und schmerzhafte Augenbewegungen; therapeutisch ist die intravenöse Gabe von Glukokortikoiden (siehe *Kortison*) indiziert.

Parästhesien

Ohne adäquaten Reiz auftretende pathologische Empfindung auf der Haut, die von Patientinnen meist als Kribbeln, Pelzigkeit oder „Ameisenlaufen" beschrieben wird; können sowohl durch peripher- als auch zentralnervöse Schädigungen myelinisierter Nervenfasern auftreten; leichte Formen treten jedoch auch spontan auf und müssen nicht notwendigerweise Krankheitswert besitzen.

Parese, spastische/schlaffe

Teilausfall der motorischen Funktion eines Muskels oder einer Muskelgruppe (dt. auch Lähmung); kann zentrale und periphere Ursachen (Störung der peripheren Nerven oder der neuromuskulären Übertragung) haben; zentral bedingte Lähmungen gehen mit einer Spastik (erhöhter Muskeltonus) und verstärkten Muskeleigenreflexen einher; peripher bedingte, schlaffe Paresen (verminderter Muskeltonus) können langfristig zu Atrophien der Muskulatur führen und zeichnen sich diagnostisch durch verminderte Eigenreflexe aus.

Periventrikulär

Hirnanteile, die um die inneren Liquorräume (Ventrikel) gelegen sind und deren Läsionen typisch für MS sind

Primär chronisch progrediente Multiple Sklerose (PPMS)

Verlaufsform, bei der keine Schübe zu erkennen sind und die neurologischen Ausfälle von Beginn an eine schleichende Progredienz aufweisen

Remission

Vorübergehender oder dauerhafter Rückgang von Krankheitssymptomen

RRMS

siehe *Schubförmige Multiple Sklerose*

Schub

Erstmaliges Auftreten oder Reaktivierung von klinischen Ausfällen und Symptomen, die subjektiv berichtet oder objektiv festgestellt werden können und mindestens 24 Stunden andauern. Eine Abgrenzung von Schüben erfolgt unter der Vorgabe, dass zwischen den einzelnen Episoden mindestens 30 Tage vergangen sein müssen.

Schubförmige Multiple Sklerose

Im Verlauf der meisten MS-Erkrankungen kommt es zu abgrenzbaren Episoden von Entzündungsaktivität bzw. neurologischen Ausfällen (Schübe), wobei zwischen den einzelnen Episoden keine schleichende Verschlechterung der Beschwerden feststellbar ist. Nach dem Auftreten von Schüben ist es möglich, dass sich die neurologischen Ausfälle komplett zurückbilden (relapsing remitting, RRMS) oder aber eine Restsymptomatik bestehen bleibt.

Screening

Orientierende neuropsychologische Untersuchung kognitiver Leistungen, die bei Auffälligkeiten eine differenzierte Testung der kognitiven Defizite zum Beispiel mittels einer ausführlichen Testbatterie indiziert

Sekundär chronisch progrediente Multiple Sklerose (SPMS)

Der schubförmige Verlauf der MS geht nach einigen Jahren oftmals in einen progredienten Verlauf über, bei dem zwischen den auftretenden Schüben eine schleichende Verschlechterung der Beschwerden einsetzt. In dieser zweiten Krankheitsphase können Schübe abnehmen oder gänzlich ausbleiben oder aber als aufgesetzte Schübe zusätzlich zur Progredienz auftreten.

Sklerotische Plaques

Fokale Gewebsveränderungen im ZNS als Folge der inflammatorischen Aktivität und Demyelinisierung

Spastik

siehe *Parese*

Tremor

dt. Muskelzittern; man unterscheidet Ruhe- und Aktionstremor; letzterer tritt per definitionem nur bei willkürlichen Bewegungen auf und umfasst unter anderem den Intentionstremor bei zielgerichteten Bewegungen und den posturalen (=Halte-)Tremor, der zum Beispiel beim Hochhalten der Arme gegen die Schwerkraft auftritt.

Weiße Substanz

siehe *Graue Substanz*

ZNS

Zentrales Nervensystem, zu dem Gehirn sowie Rückenmark zählen; in Abgrenzung zum peripheren Nervensystem

Zytokine

Zelluläre Botenstoffe (Proteine), die unter anderem als Wachstums- und Entzündungsmediatoren wirken